100 RECEITAS SEM GLÚTEN!

Pães, massas e salgados

Editora Appris Ltda.
1.ª Edição - Copyright© 2023 dos autores
Direitos de Edição Reservados à Editora Appris Ltda.

Nenhuma parte desta obra poderá ser utilizada indevidamente, sem estar de acordo com a Lei nº 9.610/98. Se incorreções forem encontradas, serão de exclusiva responsabilidade de seus organizadores. Foi realizado o Depósito Legal na Fundação Biblioteca Nacional, de acordo com as Leis nos 10.994, de 14/12/2004, e 12.192, de 14/01/2010.

Catalogação na Fonte
Elaborado por: Josefina A. S. Guedes
Bibliotecária CRB 9/870

Y655p
2023
	Yoshida, Marta Midori
	   100 receitas sem glúten! Pães, massas e salgados / Marta Midori Yoshida. – 1. ed. – Curitiba : Appris, 2023.
	   222 p. ; 23 cm.
	
	   ISBN 978-65-250-5052-2
	
	   1. Alimentos sem glúten. 2. Dietas sem glúten – Receitas. I. Título.
	
	                                                   CDD – 641.56

Editora e Livraria Appris Ltda.
Av. Manoel Ribas, 2265 – Mercês
Curitiba/PR – CEP: 80810-002
Tel. (41) 3156 - 4731
www.editoraappris.com.br

Printed in Brazil
Impresso no Brasil

MARTA MIDORI YOSHIDA

100 RECEITAS SEM GLÚTEN!

Pães, massas e salgados

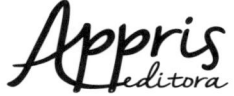

FICHA TÉCNICA

EDITORIAL	Augusto V. de A. Coelho
	Sara C. de Andrade Coelho
COMITÊ EDITORIAL	Marli Caetano
	Andréa Barbosa Gouveia - UFPR
	Edmeire C. Pereira - UFPR
	Iraneide da Silva - UFC
	Jacques de Lima Ferreira - UP
SUPERVISOR DA PRODUÇÃO	Renata Cristina Lopes Miccelli
ASSESSORIA E PRODUÇÃO EDITORIAL	Jibril Keddeh
REVISÃO	Nathalia Almeida
DIAGRAMAÇÃO	Bruno Ferreira Nascimento
CAPA	Sheila Alves
FOTO DA AUTORA	Evelise Gadens
FOTOS DAS RECEITAS	Cintia Hikari

APRESENTAÇÃO

Em 2013 abri uma confeitaria na cidade em que eu vivia, onde preparava bolos, pães, salgados e sobremesas, tudo feito com farinha de trigo no modo convencional.

Com o passar dos anos fui sentindo muitos desconfortos que comprometiam minha saúde: dores de cabeça, dores nas articulações, retenção líquida no corpo, estufamento abdominal, falta de memória, osteoporose, entre outros sintomas.

Então resolvi investigar e estudar qual seria a causa e solução para todos esses problemas que me afetavam naquele momento, pois sabia que os excessos e a falta de moderação tanto na alimentação quanto no estilo de vida estavam me prejudicando e me afastando de ter uma qualidade de vida mais saudável e equilibrada.

Foi aí que descobri o mal que o glúten faz em nossas vidas e resolvi fazer um teste comigo mesma: parei totalmente com o consumo de trigo. Porém, no primeiro mês não consegui notar nenhuma melhora, pelo contrário, comecei a ter sintomas de abstinência de glúten, sentia muita falta de um pãozinho principalmente no café da manhã ou no lanche da tarde. Apesar disso tudo, insisti com a experiência e foi quando no segundo mês sem consumir nada de farinha de trigo, percebi que todos aqueles desconfortos frequentes haviam simplesmente desaparecido.

Finalmente meu corpo e mente estavam desintoxicados do glúten. Decidi então, correr para desenvolver receitas com outras farinhas que não fossem a de trigo. Foram vários testes misturando diferentes farinhas e ingredientes para descobrir as melhores proporções, reações, sabores, texturas e resultados. Joguei tantas receitas no lixo, perdi ingredientes, mas mesmo assim continuei praticando várias e várias vezes, pois durante esse processo de erros e acertos fui aos poucos me aperfeiçoando e aprendendo cada vez mais até conseguir chegar em resultados satisfatórios.

SUMÁRIO

DÚVIDAS FREQUENTES............ 8

DICAS................................... 15

ÍNDICE DE RECEITAS............. 16

SOBRE A AUTORA 222

DÚVIDAS FREQUENTES

1 - O que é goma xantana?

É um produto obtido por meio da fermentação de açúcares simples. De maneira resumida, é um ingrediente que fornece liga e elasticidade em receitas de pães, massas e salgados sem farinha de trigo. Além disso, a goma xantana tem a função de estabilizar, emulsificar e espessar, ou seja, engrossar a massa das preparações sem glúten retendo os líquidos da receita

2 - Qual a importância de ler os rótulos de ingredientes considerados sem glúten?

Muitas vezes, ingredientes ou produtos considerados naturalmente livres de glúten podem apresentar em seus rótulos avisos de que "contém glúten" ou "pode haver traços de trigo". Isso acontece por conta da chamada "contaminação cruzada", ou seja, em determinada etapa da produção até o consumidor final, o produto teve contato com traços do glúten. Exemplo: a aveia naturalmente é um alimento livre de glúten, porém, no processo de colheita e de refinamento, a aveia pode sofrer a contaminação cruzada através de maquinários e locais em que a farinha de trigo também passou. Além disso, se for vendida a granel, a contaminação pode ocorrer por meio do manuseio e armazenamento do produto dentro do estabelecimento. Portanto, principalmente para os celíacos, é recomendável ler os rótulos e verificar a procedência do produto sem glúten que forem consumir

3 - Posso dobrar a receita do pão sem glúten?

Sim, pode dobrar todos os ingredientes, sempre lembrando de adicionar e dosar os líquidos aos poucos ao final da receita

4 - Como utilizar a batedeira planetária com gancho?

Para bater uma massa de pão, acrescente os líquidos aos poucos para incorporar nos ingredientes secos e misture com uma espátula. Depois, encaixe o gancho ou raquete no seu aparelho e bata por cerca de 3 a 5 minutos em velocidade média à alta. Nesse tempo, você pode pausar a batedeira algumas vezes para raspar manualmente os fundos e as laterais da tigela, fazendo toda farinha incorporar na massa de maneira homogênea. A batedeira planetária é muito utilizada por conta da praticidade e por proporcionar melhores resultados, pois o aparelho suporta massas pesadas

5 - Se eu não tiver a batedeira planetária, posso bater a massa do pão sem glúten à mão?

Sim, por 10 minutos ou até a massa ficar lisa e homogênea

6 - Em qual grade do forno devo assar meus pães sem glúten?

Grade de baixo ou do meio

7 - Como untar e enfarinhar a forma de pão?

Passe óleo ou outra gordura em todo o interior da forma e depois enfarinhe com farinha de arroz

8 - Por quanto tempo devo pré-aquecer o forno?

Em média por 10 minutos. Porém, esse tempo pode variar entre 5 a 15 minutos de acordo com o clima local e o tipo e forno

9 - Qual a importância de utilizar os líquidos mornos ou em temperatura ambiente em uma receita de pão sem glúten?

Um dos fatores que despertam o fermento biológico é a presença de calor. Sendo assim, utilizar os líquidos de uma receita em temperatura morna ajuda a acelerar o crescimento da massa antes de ir para o forno. Utilizar os líquidos em temperatura ambiente também é uma opção, principalmente quando o clima local estiver muito quente ou a massa do pão for modelada à mão, como é o caso da massa de esfiha por exemplo. Dessa maneira, a massa iria se desenvolver mais devagar e daria tempo de todas as esfihas serem modeladas sem a dificuldade de trabalhar uma massa já em estado avançado de fermentação, mas normalmente leva mais tempo para crescer se comparado às massas em que foi utilizado a parte líquida morna

10 - Qual a importância de adicionar os líquidos "aos poucos" ao final da receita de pão sem glúten?

Após a mistura dos ingredientes secos, é recomendado adicionar a parte líquida (exemplo: água ou leite) sempre aos poucos ou até dar ponto pois pode ser necessário mais líquido ou menos líquido que o previsto na receita. Isso acontece porque existe uma série de fatores que interferem na umidade de uma massa, como o tamanho dos ovos, consistência dos ovos, qualidade e moagem das farinhas utilizadas, umidade dos tubérculos, raízes, legumes ou outro ingrediente específico que a receita pedir etc.

11 - Como trabalhar massas de pão sem glúten modeladas à mão?

Sempre trabalhe com pouca farinha de arroz e modele delicadamente (exemplo: esfiha, pizza, salgados assados etc.). Não sove a massa pois esse processo faz a massa pedir e absorver mais farinha de arroz que o necessário. Dessa maneira a massa fica seca e seus pãezinhos podem acabar duros. Se os pães forem modelados com água (exemplo: bisnaguinha, brioche etc.), trabalhe a massa com delicadeza e de maneira rápida, sempre passando água nas mãos para não grudar

12 - Como acelerar o crescimento dos pães sem glúten em dias frios ou no inverno?

Faça uma "estufa", ou seja, proporcione um ambiente quentinho que forneça calor para seu pão crescer. Para isso, coloque uma xícara ou recipiente com água quente perto do pão. Em seguida, cubra com uma bacia maior para o calor fornecido pela água quente não escapar. Dessa maneira, o pão irá crescer mais rapidamente. Você pode utilizar essa técnica da xícara com água quente dentro do micro-ondas também

13 - Quanto tempo o pão sem glúten demora para crescer antes de ir para o forno?

Em média 30 minutos. Porém esse tempo pode variar de acordo com o clima local ou tipo de receita

- Em dias quentes: pode crescer em até 15 minutos
- Em dias frios: pode demorar até mais que 1 hora

14 - Como saber qual é o ponto de crescimento ideal para levar o pão ao forno para assar?

Independentemente do tamanho e altura da forma utilizada, a massa do pão deve apenas dobrar ou quase dobrar de volume antes de ir ao forno. Não espere rasgar a superfície do pão, isso pode fazer seu pão perder estrutura, murchar, transbordar da forma, criar muitas rachaduras etc.

15 - Qual é o ponto e consistência que a massa do pão sem glúten deverá ter depois de batida?

No geral, o ponto da massa deverá estar bem mais firme e consistente que a de bolo, lembrando sempre de bater bem para todos os ingredientes secos e líquidos incorporarem entre si e assim resultarem em uma massa lisa e homogênea. No caso das massas que são modeladas à mão (esfiha, pizza, salgados assados etc.), normalmente devem estar mais firmes e consistentes que as massas que vão direto na forma para pão

16 - Por que minha massa de pão sem glúten ficou muito mole?

Possíveis causas:
- Utilizar ovos muito grandes ou muito líquidos
- Utilizar farinhas que absorvem pouco líquidos (essa variação tem relação com a marca, lote, moagem, granulometria e qualidade das farinhas)
- Qualidade da goma xantana
- Quantidade de umidade do ingrediente específico que a receita pedir (exemplo: se a receita pedir batata doce crua e ela estiver "aguada", ou seja, estiver mais úmida)

Nesses casos, não se utiliza todo o líquido previsto na receita

17 - Por que minha massa de pão sem glúten ficou mais consistente?

Possíveis causas:
- Utilizar ovos muito pequenos
- Utilizar farinhas que absorvem mais líquidos (essa variação tem relação com a marca, lote, moagem, granulometria e qualidade das farinhas)
- Qualidade da goma xantana
- Quantidade de umidade do ingrediente específico que a receita pedir (exemplo: se a receita pedir batata doce crua e ela estiver mais "seca", ou seja, estiver menos úmida)

Nesses casos, se utiliza mais líquido que o previsto na receita

18 - Por que meu pão sem glúten "baixou" ao sair do forno?

Possíveis causas:
- Massa muito mole ou líquida
- Passar do ponto de crescimento antes de colocar para assar
- Forno pouco preaquecido ou desregulado

19 - Por que meu pão sem glúten ficou "pesado" ou "embatumado"?

Possíveis causas:
- Massa muito mole (o pão pode crescer tanto que acaba perdendo estrutura, dessa maneira, a massa abaixa e fica mais compacta por conta do excesso de fermentação e umidade que ocasiona a perda dos alvéolos da massa)
- Massa muito consistente (por conta da falta de umidade da massa, o pão pode ter dificuldade de crescimento, dessa maneira os alvéolos não conseguem se desenvolver corretamente e o resultado acaba sendo pães mais compactos e mais baixos)

20 - Por que meu pão sem glúten não cresceu?

Possíveis causas:
- Massa muito consistente ou seca
- Utilizar líquidos muito quentes (temperaturas altas "matam" o fermento biológico)
- Falta de calor no ambiente ou nos líquidos (nesses casos o fermento biológico fica "adormecido" e leva muito mais tempo para se desenvolver)
- Granulometria/qualidade das farinhas sem glúten utilizadas
- Qualidade da goma xantana

21 - Por que meu pão sem glúten não ficou alto?

A altura do pão sem glúten tem relação com diversos fatores: medidas da forma utilizada, formato no qual a superfície do pão foi alisada com água, teor de líquidos e gordura da receita, proporção dos ingredientes secos, consistência da massa ainda crua, qualidade ou granulometria da farinha de arroz, da goma xantana e de outras farinhas sem glúten da receita etc. Exemplo: se for utilizada formas maiores ou mais compridas que as especificadas em cada receita, o pão ficará mais baixo

22 - Por que desenformar o pão sem glúten ainda quente?

Logo que o pão sair do forno, o recomendado é desenformar logo justamente para não acumular água e umidade embaixo do pão

23 - Por que esperar o pão esfriar ou pelo menos amornar antes de cortar?

Se o pão for cortado ainda quente, a umidade interna sairá em forma de vapor, o que pode ressecar a massa mais rapidamente. Além disso, cortar o pão quente pode deixar a textura da massa com um aspecto "cru" porque o pão precisa de um tempo para os alvéolos interiores secarem e o excesso de umidade sair aos poucos enquanto o pão esfria em cima de uma grade

24 - Como armazenar os pães sem glúten?

Após o pão esfriar, guarde-o fatiado ou inteiro em um saco plástico. Quanto a durabilidade:
- Fora da geladeira em local fresco e arejado: 2 a 3 dias
- Dentro da geladeira: 5 a 7 dias
- No freezer: 3 meses

Lembrando que a durabilidade varia de acordo com o clima local e quantidade de umidade que o pão tiver

25 - Posso congelar as massas sem glúten? Qual a durabilidade?

Sim, no freezer por aproximadamente 3 meses

26 - Como congelar as massas sem glúten?

- Macarrão talharim: após abrir e cortar a massa, polvilhe um pouco de polvilho doce e encaixe em bandejas de isopor. Pode-se colocar uma porção de massa reta ou dobrar levemente ao meio se quiser o talharim mais comprido. Em seguida, leve ao freezer e quando endurecer, já embale com um plástico bem fechado e próprio para congelamento
- Massa de lasanha: após abrir e cortar a massa em tiras do tamanho desejado, encaixe-as em bandejas de isopor, intercalando cada camada com um plástico. Em seguida, leve ao freezer e quando endurecer, já embale com um plástico bem fechado e próprio para congelamento. Se preferir pode colocar uma forma em cima das camadas de massa, apenas para não curvar as pontas das tiras
- Lasanha montada: após montar a lasanha, já com o recheio frio, em uma embalagem descartável de alumínio do tamanho desejado, leve ao freezer e congele já coberta e embalada. Se utilizar a massa crua, é importante utilizar molhos mais aguados para a massa cozinhar no momento que for ao forno. Se utilizar a massa pré-cozida, utilize molhos menos aguados e no momento que for ao forno, deixe menos tempo que a lasanha montada com a massa crua

27 - Posso congelar as coxinhas sem glúten? Qual a durabilidade?

Sim, cerca de 3 a 5 meses

28 - Posso usar a massa da coxinha sem glúten para fazer outros salgadinhos como risoles, por exemplo?

Sim, se preferir é só temperar o caldo da massa com temperos de seu gosto

29 - Como congelar as coxinhas sem glúten?

Após as coxinhas serem modeladas e empanadas, encaixe uma ao lado da outra em uma forma. Em seguida, leve ao freezer e quando todas já estiverem endurecidas, solte cada uma delas da forma para em seguida embalar em sacos plásticos bem fechados e próprios para congelamento

30 - Posso assar ou fazer as coxinhas sem glúten na air fryer ao invés de fritar?

Sim, o resultado final difere um pouco do convencional frito, porém é uma opção para quem não pode ou prefere não consumir frituras

DICAS

- Para aquecer as fatias de pão sem glúten do dia anterior ou descongeladas, aqueça no micro-ondas por 30 segundos, assim ficarão novamente macias e úmidas.
- As fatias de pão sem glúten também podem ser aquecidas ou recheadas na sanduicheira, na frigideira, no forninho, na *air fryer* etc.
- As sobras de pão sem glúten podem ser reaproveitadas para fazer farinha de rosca, torradinhas etc.
- Para adiantar a preparação dos pães sem glúten, escolha a receita desejada e faça o mix de ingredientes secos. Guarde em um saco plástico bem fechado e coloque uma etiqueta com o nome da receita e a validade (considere o ingrediente seco de validade mais curta). Dessa maneira, sempre que precisar, é só juntar o mix preparado antecipadamente com os ingredientes líquidos e bater.
- Sempre que a receita pedir água para alisar ou modelar a massa de pão, use fria.
- Opte por farinhas (principalmente a farinha de arroz) com granulometria bem fina, pois proporcionam melhores resultados nas preparações sem glúten. Caso a farinha de arroz, ou qualquer outra farinha sem glúten, esteja com um aspecto arenoso/grossa, o resultado final da receita pode sofrer alteração na textura, aparência, sabor e crescimento. Exemplo: faça o teste passando a farinha de arroz em uma peneira, se perceber que a textura estiver mais próxima à do fubá, significa que essa farinha pode prejudicar a textura de suas preparações sem glúten.
- Fique atento(a) aos seguintes fatores que podem estar interferindo no resultado final de seus pães e receitas sem glúten:
  » Qualidade ou granulometria das farinhas utilizadas;
  » Marca ou lote das farinhas utilizadas;
  » Forno desregulado;
  » Substituição de ingredientes;
  » Teor de fibras ou umidade de algum ingrediente específico (batata doce, mandioca, cenoura, abóbora, milho, espinafre etc.);
  » Portanto, se mesmo seguindo a receita à risca, você notar resultados diferentes ou insatisfatórios, saiba que existe uma série de fatores que podem estar ocasionando isso. Para descobrir e solucionar o problema devemos sempre analisar o resultado final e descartar hipóteses por meio de testes.

ÍNDICE DE RECEITAS

BISNAGUINHA 20

BISNAGUINHA DE BATATA 22

BRIOCHE 24

BRIOCHE PARA HAMBURGUER 26

CHOCOTTONE 28

COLOMBA PASCAL 30

COXINHA 32

CROISSANT 34

CUCA ALEMÃ 36

DONUTS 38

EMPADÃO 40

EMPADÃO COM FARELO DE AVEIA 42

EMPADÃO NA MARMITA 44

ESFIHA ABERTA 46

ESFIHA COM MASSA DE BATATA 48

ESFIHA INTEGRAL 50

FOCACCIA 52

GOSTINHO DE PÃO FRANCÊS 54

GOSTINHO DE PÃO FRANCÊS INTEGRAL 56

GUIOZA 58

LANCHE COM MASSA DE MANDIOCA 62

LASANHA A BOLONHESA 64

MACARRÃO DE ESPINAFRE	66
MACARRÃO TALHARIM	68
MASSA PARA SALGADOS ASSADOS	70
MINI CHOCOTTONE	72
MINI PANETTONE COM FARINHA DE AMÊNDOAS	74
MINI PÃO FRANCÊS	76
MINI PÃO MULTIGRÃOS	78
MINI SONHO ASSADO	80
NIKUMAN	82
PANETTONE	84
PANETTONE COM NOZES	86
PANETTONE PREMIUM	88
PANQUECA SALGADA	90
PÃO ALGODÃO	92
PÃO COM FARINHA DE GERGELIM	94
PÃO COM FARINHA DE GRÃO DE BICO	96
PÃO COM FARINHA DE LINHAÇA E LEITE DE COCO	98
PÃO COM NOZES	100
PÃO COM QUEIJO	102
PÃO DE ABÓBORA CABOTIÁ	104
PÃO DE AÇAFRÃO	106
PÃO DE ALHO	108
PÃO DE BANANA	110
PÃO DE BANANA SEM AÇÚCAR REFINADO	112
PÃO DE BATATA DOCE SEM AÇÚCAR REFINADO	114
PÃO DE CASTANHA	116

PÃO DE CEBOLA 118

PÃO DE CENOURA 120

PÃO DE CENOURA COM AVEIA SEM AÇÚCAR REFINADO . . .122

PÃO DE ESPECIARIAS 124

PÃO DE ESPINAFRE SEM AÇÚCAR REFINADO 126

PÃO DE FORMA 128

PÃO DE FORMA INTEGRAL 130

PÃO DE FORMA SEM BATEDEIRA 132

PÃO DE FUBÁ 134

PÃO DE FUBÁ COM BATATA DOCE 136

PÃO DE FUBÁ INTEGRAL 138

PÃO DE INHAME 140

PÃO DE IOGURTE 142

PÃO DE LARANJA 144

PÃO DE LEITE DE AMÊNDOAS .146

PÃO DE LEITE DE COCO 148

PÃO DE MANDIOCA CRUA 150

PÃO DE MANDIOQUINHA CRUA 152

PÃO DE MILHO VERDE FRESCO 154

PÃO DE NATA 156

PÃO DE SEMENTES 158

PÃO DOCE COM CREME 160

PÃO DOCE SEM AÇÚCAR REFINADO 162

PÃO FRANCÊS VEGANO 164

PÃO INTEGRAL 166

PÃO MACIO COM BATATA DOCE CRUA 168

PÃO MULTIGRÃOS 170

PÃO NUVEM PARA HAMBURGUER SEM AÇÚCAR REFINADO . .172

PÃO PARA FARINHA DE ROSCA 174

PÃO PARA HOT DOG 176

PÃO PARA SANDUÍCHE 178

PÃO PITA 180

PÃO QUE NÃO ENDURECE .182

PÃO RECHEADO COM FRANGO 184

PÃO SEM FORNO 186

PÃO SOFT DE FUBÁ 188

PÃO TIPO BRIOCHE 190

PÃO VEGANO 192

PÃOZINHO PIZZA 194

PASTEL (VERSÃO COM CACHAÇA) 196

PASTEL (VERSÃO COM VINAGRE) 198

PASTELÃO ASSADO 200

PIZZA 202

PIZZA BROTINHO 204

PIZZA PRÁTICA 206

QUICHE DE ALHO PORÓ 208

QUICHE DE FRANGO 210

RAVIOLI 212

ROSCA DE COCO 214

ROSCA DE COCO COM BATATA DOCE 216

TORTA SALGADA 218

YAKISOBA 220

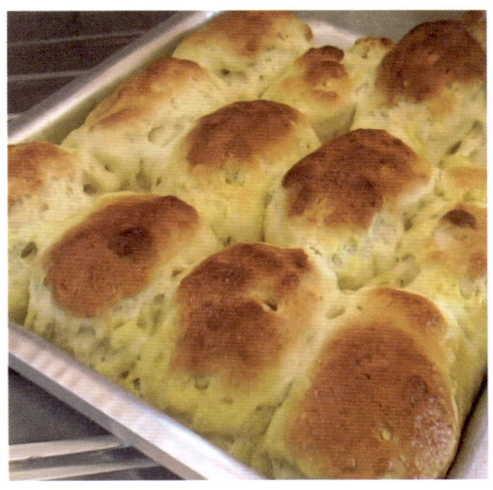

BISNAGUINHA

Ingredientes - Fermento hidratado

- 200 ml água em temperatura ambiente ou morna
- 10 g fermento biológico seco instantâneo

Ingredientes secos e molhados

- 150 g farinha de arroz
- 100 g amido de milho
- 90 g polvilho doce
- 40 g açúcar
- 7 g fermento químico em pó
- 5 g goma xantana
- 1/2 colher chá de sal
- 3 ovos
- 50 ml óleo ou azeite
- gema de ovo para pincelar

  Medidas da forma: 26 cm de comprimento x 18 cm de largura

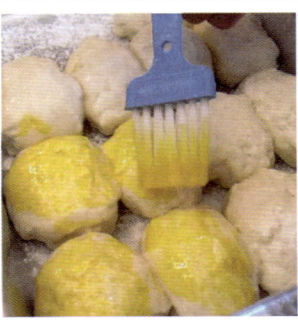

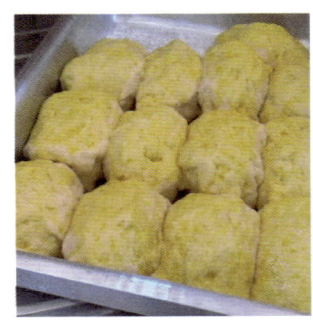

MODO DE PREPARO

1. Fermento hidratado: em um recipiente, misture na água em temperatura ambiente, ou morna, o fermento biológico seco instantâneo (deixe agir por cerca de 5 a 10 minutos)
2. Em uma batedeira com gancho ou bacia misture todos os ingredientes secos. Adicione os ovos e o fermento hidratado aos poucos
3. Adicione o óleo e bata bem por cerca de 3 a 5 minutos até dar ponto[1]
4. Modele as bisnaguinhas (aproximadamente 1 colher sopa de massa) alisando com água para não grudar nas mãos e encaixe uma ao lado da outra em uma forma enfarinhada
5. Pincele com gema de ovo e cubra a massa para crescer por aproximadamente 45 minutos, ou até mais ou menos dobrarem de tamanho
6. Asse em forno preaquecido entre 180 e 200°C por 30 minutos

---

[1] Item 15 da seção sobre dúvidas frequentes.

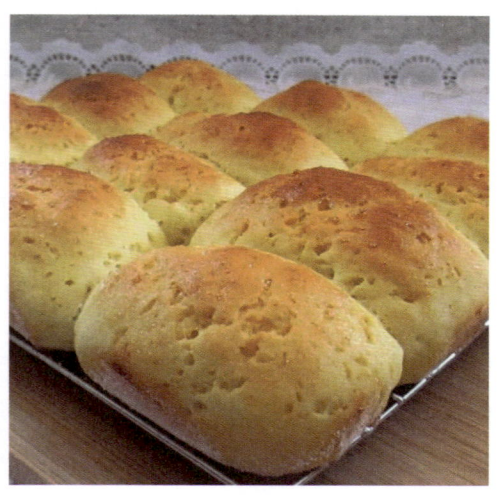

BISNAGUINHA DE BATATA

Ingredientes

- 180 g farinha de arroz
- 50 g polvilho doce
- 80 g amido de milho
- 40 g açúcar
- 10 g fermento biológico seco instantâneo
- 5 g goma xantana
- 7 g fermento químico em pó
- 1/2 colher chá de sal
- 1 ovo pequeno
- 250 ml água em temperatura ambiente ou morna
- 100 g batata inglesa cozida e amassada (fria)
- 50 ml azeite ou óleo
- ovo batido para pincelar

Medidas da forma: 22 cm de comprimento x 17 cm de largura

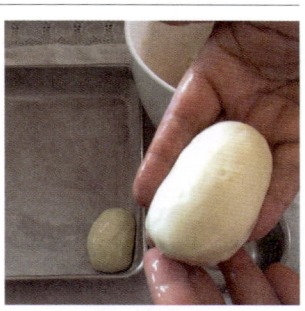

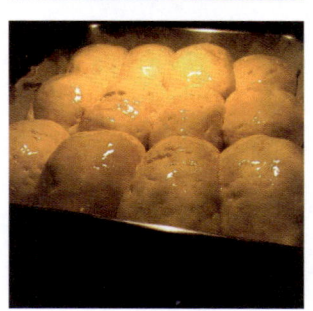

MODO DE PREPARO

1. Em uma batedeira com gancho ou bacia misture todos os ingredientes secos. Adicione o ovo, a água em temperatura ambiente, ou morna, aos poucos e a batata inglesa cozida e amassada (fria)
2. Adicione o azeite e bata bem por cerca de 3 a 5 minutos até dar ponto
3. Modele as bisnaguinhas (aproximadamente 1 colher sopa de massa) alisando com água para não grudar nas mãos e encaixe uma ao lado da outra em uma forma untada e enfarinhada
4. Cubra a massa para crescer por aproximadamente 30 minutos, ou até mais ou menos dobrarem de tamanho. Em seguida pincele com ovo batido
5. Asse em forno preaquecido a 200°C por 35 minutos

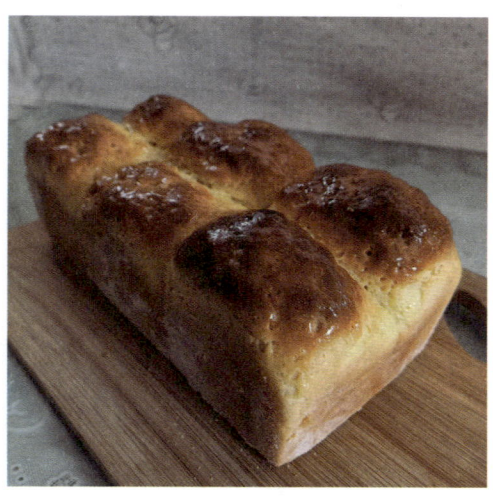

BRIOCHE

Ingredientes

- 160 g farinha de arroz
- 100 g amido de milho
- 90 g polvilho doce
- 20 g fécula de batata
- 40 g açúcar
- 10 g fermento biológico seco instantâneo
- 5 g goma xantana
- 7 g fermento químico em pó
- 1/2 colher chá de sal
- 2 ovos
- 220 ml leite morno ou em temperatura ambiente
- 50 g manteiga derretida ou amolecida
- manteiga derretida para pincelar

  Medidas da forma: 22 cm de comprimento x 11 cm de largura x 7 cm de altura

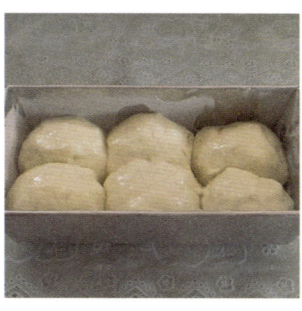

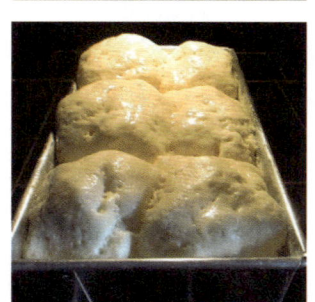

MODO DE PREPARO

1. Em uma batedeira com gancho ou bacia misture todos os ingredientes secos. Adicione os ovos e o leite morno, ou em temperatura ambiente, aos poucos

2. Adicione a manteiga derretida ou amolecida e bata bem por 3 a 5 minutos até dar ponto

3. Divida a massa em 6 partes iguais e modele as bolinhas alisando com água para não grudar nas mãos e encaixe uma ao lado da outra em uma forma untada e enfarinhada

4. Cubra a massa para crescer por aproximadamente 30 minutos, ou até mais ou menos dobrar de tamanho

5. Asse em forno preaquecido a 200°C por 40 minutos. Finalize passando manteiga derretida sobre o brioche

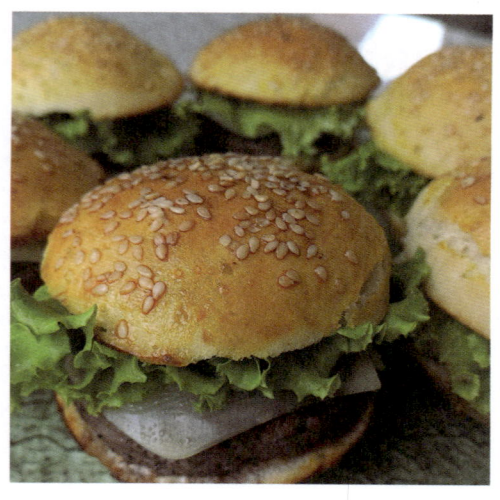

BRIOCHE PARA HAMBURGUER

Rendimento: 12 unidades

Ingredientes

- 200 g farinha de arroz
- 90 g polvilho doce
- 60 g amido de milho
- 20 g açúcar
- 7 g fermento biológico seco instantâneo
- 6 g goma xantana
- 5 g fermento químico em pó
- 3 g sal
- 50 g margarina ou manteiga em temperatura ambiente
- gema de ovo para pincelar
- gergelim branco para decorar (opcional)

No liquidificador

- 1 ovo
- 75 g batata doce crua picada
- 300 ml leite morno

Medida das forminhas (de empada): 8 cm de diâmetro

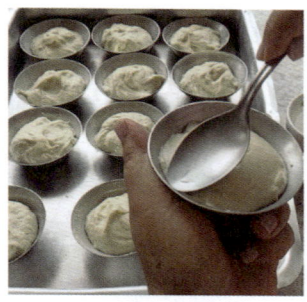

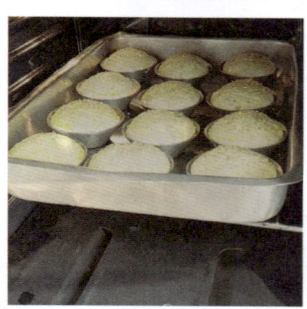

MODO DE PREPARO

1. Em uma batedeira com gancho ou bacia misture todos os ingredientes secos
2. No liquidificador: bata a batata doce crua picada com o ovo e o leite morno. Depois, adicione aos poucos à mistura dos secos junto com a margarina em temperatura ambiente
3. Bata bem por cerca de 3 a 5 minutos até dar ponto
4. Nas forminhas de empada untadas com margarina (se preferir pode enfarinhar também), despeje a massa e espalhe com o auxílio de uma colher molhada na água para deixar a superfície de cada pãozinho lisinha e arredondada
5. Cubra a massa para crescerem por 30 minutos, ou até mais ou menos dobrarem de tamanho. Pincele com gema de ovo e decore com gergelim branco
6. Asse em forno preaquecido a 200°C por 30 minutos

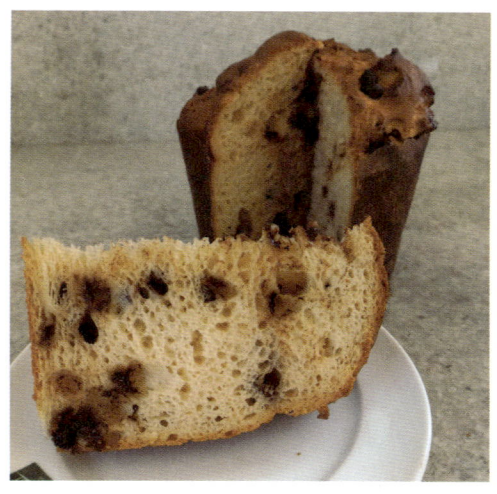

CHOCOTTONE

Ingredientes

- 80 g farinha de arroz
- 50 g amido de milho
- 50 g polvilho doce
- 20 g fécula de batata
- 30 g açúcar
- 10 g fermento biológico seco instantâneo
- 5 g goma xantana
- 1 pitada de sal
- 30 g glucose de milho ou mel
- 1 colher chá de essência de panettone ou de laranja
- 2 gotas de corante em gel laranja ou amarelo
- 100 g gotas de chocolate

No liquidificador

- 50 g batata doce crua picada
- 1 ovo
- 50 ml óleo
- 170 ml água morna

Forma de papel para panettone: tamanho 500 g

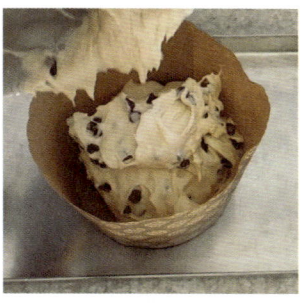

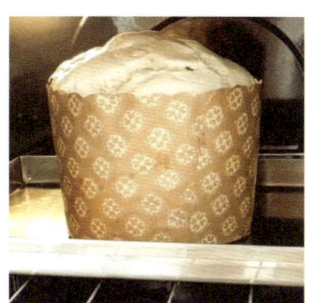

MODO DE PREPARO

1. Em uma batedeira com gancho ou bacia misture todos os ingredientes secos
2. No liquidificador: bata a batata doce crua picada com o ovo, o óleo e a água morna. Depois adicione aos poucos à mistura dos secos. Em seguida acrescente a glucose de milho, a essência de panettone e o corante em gel
3. Bata bem por cerca de 3 a 5 minutos até dar ponto. Por fim, adicione as gotas de chocolate e misture
4. Em uma forma de papel para panettone despeje a massa e espalhe com o auxílio de uma colher molhada na água para a superfície do chocottone ficar lisinha e arredondada
5. Cubra a massa para crescer por aproximadamente 1 hora, ou até mais ou menos dobrar de tamanho
6. Asse em forno preaquecido a 200°C por 40 minutos

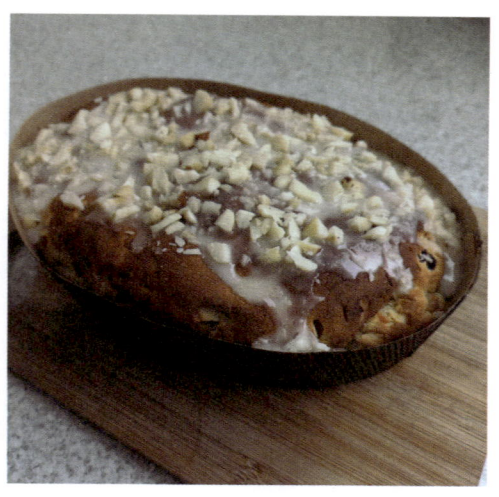

COLOMBA PASCAL

Ingredientes - Massa

- 80 g farinha de arroz
- 50 g polvilho doce
- 50 g amido de milho
- 20 g fécula de batata
- 30 g açúcar
- 7 g fermento biológico seco instantâneo
- 4 g goma xantana
- 1 pitada de sal
- 1 ovo caipira
- 200 ml suco natural de laranja em temperatura ambiente ou morno
- 20 ml azeite ou óleo
- raspas de laranja
- 120 g de castanha do pará e frutas cristalizadas picadas
- 2 colheres sopa de uvas passas hidratadas na água

Forma de papel para colomba pascal: tamanho 500 g

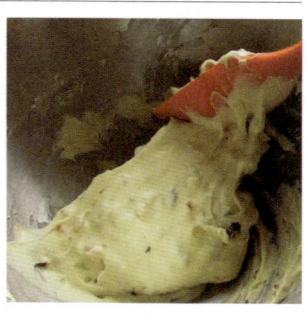

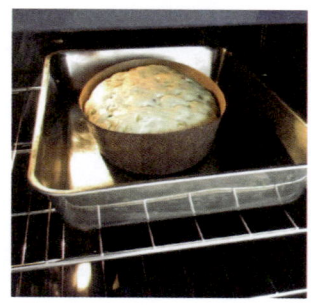

Ingredientes - Cobertura

- 1/2 xícara chá de açúcar de confeiteiro
- 2 colheres sopa de leite vegetal ou comum
- castanhas do pará picadas para decorar (opcional)

MODO DE PREPARO

1. Em uma batedeira com gancho ou bacia misture todos os ingredientes secos. Adicione o ovo caipira e acrescente o suco natural de laranja em temperatura ambiente, ou morno, aos poucos
2. Adicione o azeite com as raspas de laranja e bata bem por cerca de 3 a 5 minutos até dar ponto. Por fim, acrescente as castanhas, as frutas cristalizadas picadas, as uvas passas hidratadas e misture
3. Em uma forma de papel para colomba pascal despeje a massa e espalhe com o auxílio de uma colher molhada na água para deixar a superfície da colomba lisinha e arredondada
4. Cubra a massa para crescer por aproximadamente 1 hora, ou até mais ou menos dobrar de tamanho
5. Asse em forno preaquecido a 200°C por 30 minutos
6. Para a cobertura, misture o açúcar de confeiteiro com o leite e despeje sobre a colomba pascal já fria. Decore com castanhas picadas

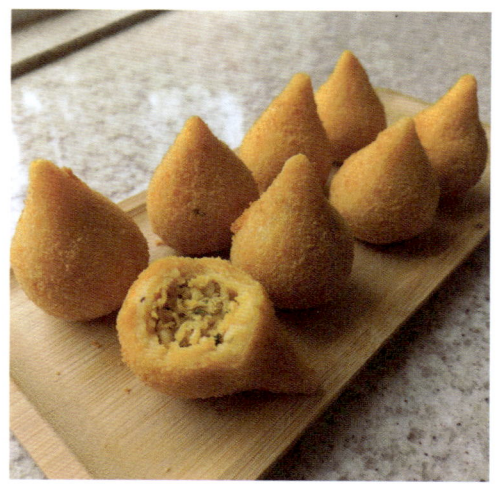

COXINHA

Rendimento: aproximadamente 35 unidades

(30 g massa + 10 g recheio)

Ingredientes - Massa

- 300 g farinha de arroz
- 5 g goma xantana
- 700 ml caldo do cozimento do frango temperado a seu gosto
- 3 colheres sopa de óleo ou azeite
- 2 colheres chá rasas de colorau
- 160 g batata inglesa cozida e espremida (fria ou pelo menos morna)

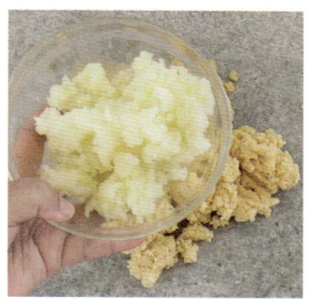

Ingredientes - Recheio e para empanar

- recheio de frango cozido desfiado e temperado a seu gosto
- clara de ovo
- farinha de rosca sem glúten

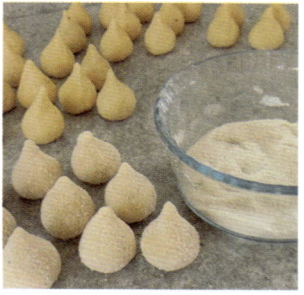

MODO DE PREPARO

1. Em uma bacia misture a farinha de arroz com a goma xantana, reserve
2. Em uma panela coloque o caldo do cozimento do frango temperado a seu gosto, o óleo e o colorau. Espere ferver para adicionar a mistura dos ingredientes secos e mexa até desprender da panela (misture rápido para não empelotar)
3. Coloque a massa na batedeira com gancho e bata por 3 minutos ou sove bem. Com a massa ainda quente, incorpore a batata inglesa cozida e espremida (fria ou pelo menos morna) e sove até ficar uma massa lisa e homogênea
4. Modele as coxinhas com recheio de frango temperado a seu gosto e empane com clara de ovo e farinha de rosca sem glúten
5. Em seguida é só fritar ou congelar suas coxinhas

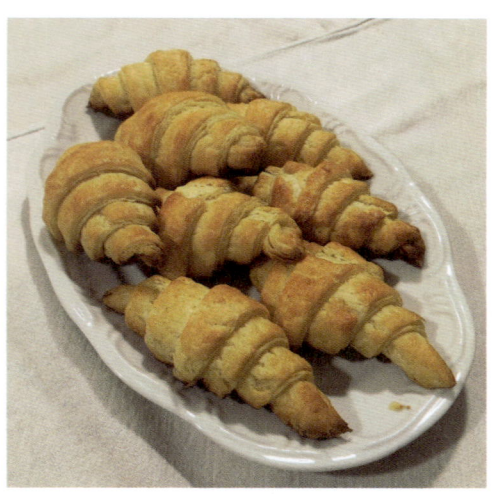

CROISSANT

Ingredientes

- 150 g farinha de arroz
- 50 g polvilho doce
- 50 g amido de milho
- 30 g açúcar
- 5 g fermento biológico seco instantâneo
- 1/2 colher chá de sal
- 4 g goma xantana
- 20 g leite em pó
- 1 ovo
- 10 g manteiga em temperatura ambiente
- 175 ml água em temperatura ambiente
- ovo batido para pincelar

  Manteiga formatada

- 140 g manteiga (15 x 15 cm)

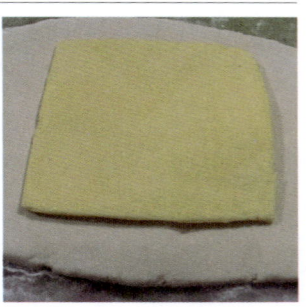

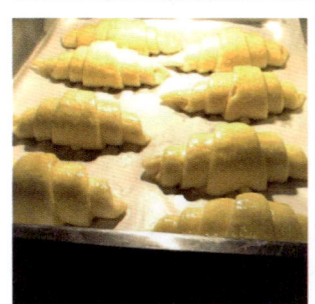

MODO DE PREPARO

1. Formate 140 g de manteiga com o auxílio de um rolo e um plástico em formato 15 x 15 cm. Encape essa manteiga e leve à geladeira para endurecer
2. Em uma batedeira com gancho ou bacia misture todos os ingredientes secos. Adicione o ovo e acrescente a água em temperatura ambiente aos poucos
3. Adicione a manteiga em temperatura ambiente e bata bem por cerca de 3 a 5 minutos até dar ponto
4. Trabalhe a massa com farinha de arroz para não grudar nas mãos e abra com o auxílio de um rolo para encapar a manteiga já endurecida e leve à geladeira por 30 minutos coberta com um plástico em uma forma enfarinhada
5. Abra a massa em formato comprido e faça duas dobras (dobre a aba da esquerda até o meio da massa e em seguida dobre a aba da direita até o meio da massa também). Leve à geladeira por mais 30 minutos
6. Repita esse processo mais uma vez e faça a terceira dobra (dobre a massa ao meio) e leve à geladeira novamente por 30 minutos
7. Abra e estenda a massa com farinha de arroz e em seguida, corte a massa dos croissants em triângulos compridos (tamanho 27 cm de comprimento x 10 cm de largura)
8. Enrole os croissants já cortados e os coloque em uma forma forrada com papel manteiga para crescer por aproximadamente 2 horas, ou até mais ou menos dobrarem de tamanho (depende do clima local), coberto com um plástico para acelerar o crescimento
9. Pincele com ovo batido e asse em forno preaquecido a 200°C por 30 minutos

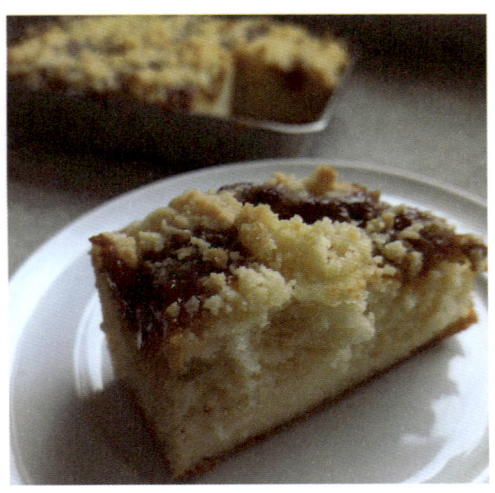

CUCA ALEMÃ

Ingredientes - Massa

- 200 g farinha de arroz
- 100 g amido de milho
- 90 g polvilho doce
- 30 g fécula de batata
- 30 g açúcar
- 10 g fermento biológico seco instantâneo
- 5 g goma xantana
- 7 g fermento químico em pó
- 1/2 colher chá de sal
- 2 ovos
- 350 ml leite morno
- 50 ml azeite ou óleo

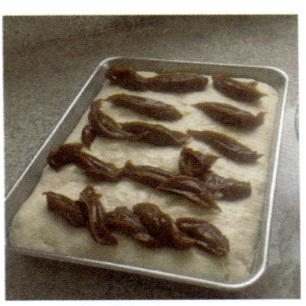

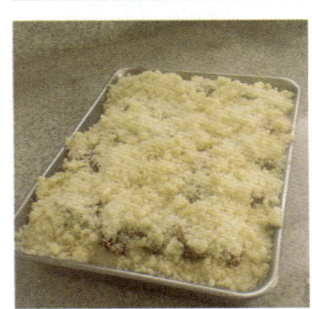

Ingredientes - Cobertura de farofa doce e recheio

- 3 colheres sopa de margarina ou manteiga
- 1/2 copo de açúcar (medida do copo 200 ml)
- 1/2 copo de farinha de arroz (medida do copo 200 ml)
- 2 colheres sopa rasa de amido de milho
- doce de leite

Medidas da forma: 25 cm de comprimento x 19 cm de largura

MODO DE PREPARO

1. Em uma batedeira com gancho ou bacia misture todos os ingredientes secos. Adicione os ovos e o leite morno aos poucos
2. Adicione o azeite e bata bem por cerca de 3 a 5 minutos até dar ponto
3. Em uma forma untada e enfarinhada, despeje a massa e espalhe com o auxílio de uma colher molhada na água
4. Cubra a massa para crescer por aproximadamente 30 minutos, ou até mais ou menos dobrar de tamanho
5. Em um recipiente misture todos os ingredientes da farofa doce e reserve. Espalhe o doce de leite em fileiras sobre a massa da cuca já crescida e cubra com a farofa doce por cima
6. Asse em forno preaquecido a 200°C por 40 minutos

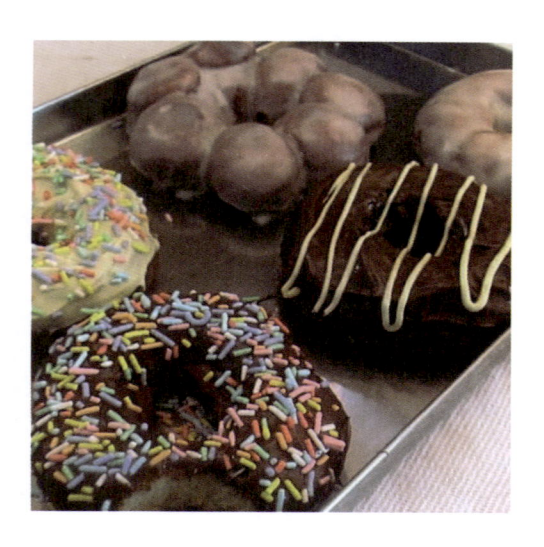

DONUTS

Ingredientes - Fermento hidratado

- 50 ml água morna
- 5 g fermento biológico seco instantâneo

Ingredientes secos e molhados

- 80 g farinha de arroz
- 50 g amido de milho
- 45 g polvilho doce
- 40 g açúcar
- 5 g fermento químico em pó
- 3 g goma xantana
- 1 pitada de sal
- 2 ovos
- 90 ml água morna
- 25 ml óleo

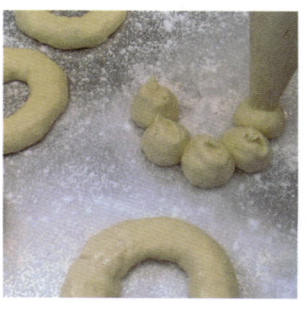

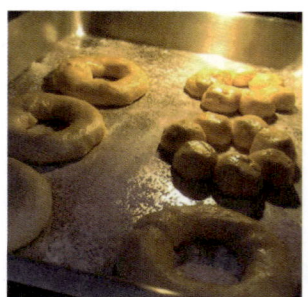

Ingredientes - Cobertura (opcional)

- chocolate branco
- chocolate meio amargo
- granulado colorido
- leite
- açúcar de confeiteiro

MODO DE PREPARO

1. Fermento hidratado: em um recipiente, misture na água morna o fermento biológico seco instantâneo (deixe agir por cerca de 5 a 10 minutos)
2. Em uma batedeira com gancho ou bacia misture todos os ingredientes secos. Adicione os ovos, o fermento hidratado e a água morna aos poucos
3. Adicione o óleo e bata bem por cerca de 3 a 5 minutos até dar ponto
4. Coloque a massa em um saco plástico resistente para fazer rosquinhas em uma forma enfarinhada e alise com água quando necessário
5. Cubra, por aproximadamente 15 minutos, a massa para crescer
6. Pré-asse em forno preaquecido a 200°C por 15 minutos
7. Ao saírem do forno, frite-os em óleo não muito quente e espere esfriar para passar a cobertura
8. Cobertura: açúcar de confeiteiro + leite até dar ponto, chocolate branco derretido + granulado colorido, chocolate meio amargo derretido + granulado colorido

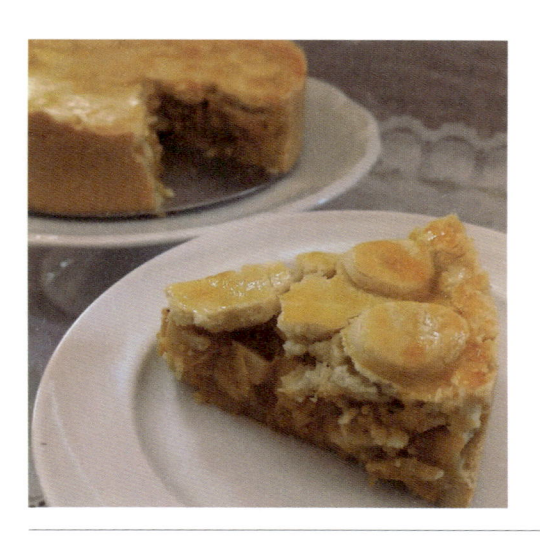

EMPADÃO

Ingredientes - Massa

- 400 g farinha de arroz
- 50 g polvilho doce
- 1 colher chá de sal
- 150 g manteiga ou margarina gelada
- 2 ovos
- 100 ml água gelada ou até dar ponto
- gema de ovo para pincelar

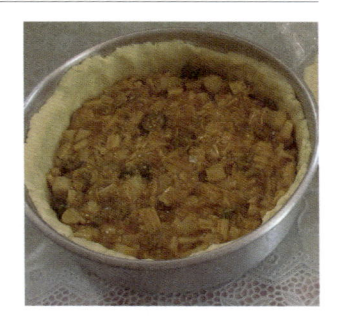

Ingredientes - Recheio (sugestão)

- 1 vidro de palmito picado fervido e escorrido
- azeite, cebola e alho
- 1 colher chá de colorau
- sal, pimenta do reino e pimenta calabresa desidratada a gosto
- um pouco de água
- azeitonas
- 1 colher sopa de amido de milho
- 1 xícara chá de água

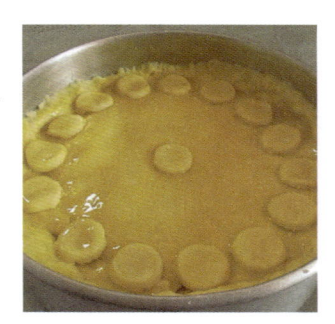

Tamanho da forma (redonda com fundo removível): 20 cm de diâmetro por 7 cm de altura

MODO DE PREPARO

1. Recheio: refogue o palmito picado fervido e escorrido com o azeite, a cebola, o alho e o colorau. Tempere a gosto
2. Adicione o amido de milho diluído na água e cozinhe até engrossar. Reserve e deixe esfriar
3. Em uma bacia faça a mistura dos ingredientes secos e acrescente a manteiga gelada. Misture até virar uma farofa e em seguida adicione os ovos
4. Ao final, vá mexendo e acrescentando água gelada até dar ponto
5. Abra a massa em uma forma redonda com fundo removível e use o recheio já frio. Para tampar o empadão, abra a massa com o auxílio de um plástico e por fim pincele com gema de ovo
6. Asse em forno preaquecido a 200°C por 50 minutos

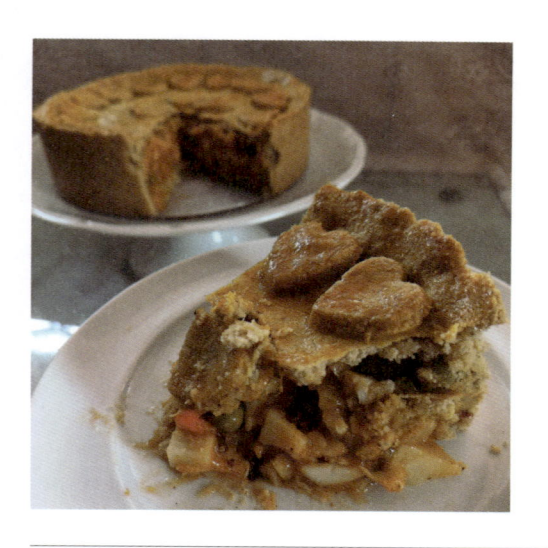

EMPADÃO COM FARELO DE AVEIA

Ingredientes - Massa

- 200 g farinha de arroz
- 200 g farelo de aveia
- 50 g polvilho doce
- 1 colher chá rasa de sal
- 150 g manteiga ou margarina gelada
- 2 ovos
- 100 ml água gelada ou até dar ponto
- gema de ovo para pincelar

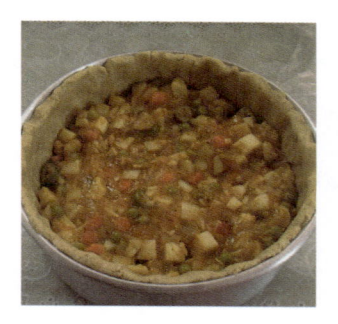

Ingredientes - Recheio

- 1 vidro de palmito picado fervido e escorrido
- azeite, cebola, alho
- 1 colher chá de colorau
- 1 lata de seleta de legumes
- sal, pimenta do reino e pimenta calabresa desidratada a gosto
- 1 colher sopa de amido de milho
- 1 xícara chá de água

Tamanho da forma (redonda com fundo removível): 20 cm de diâmetro por 7 cm de altura

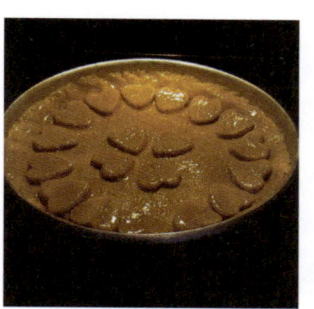

MODO DE PREPARO

1. Recheio: refogue o palmito picado fervido e escorrido com o azeite, a cebola, o alho, o colorau e a seleta de legumes. Tempere a gosto
2. Adicione o amido de milho diluído na água e cozinhe até engrossar. Reserve e deixe esfriar
3. Em uma bacia faça a mistura dos ingredientes secos e acrescente a manteiga gelada. Misture até virar uma farofa e em seguida adicione os ovos
4. Ao final, vá mexendo e acrescentando água gelada até dar ponto
5. Abra a massa em uma forma redonda com fundo removível e use o recheio já frio. Para tampar o empadão, abra a massa com o auxílio de um plástico e por fim pincele com gema de ovo
6. Asse em forno preaquecido a 200°C por 50 minutos

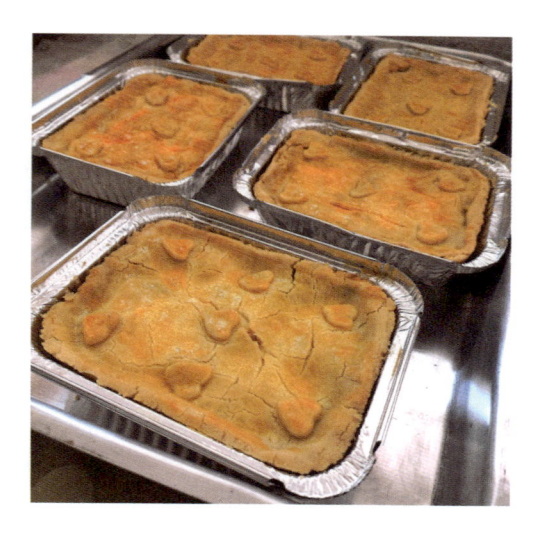

EMPADÃO NA MARMITA

Rendimento: 6 unidades

Ingredientes - Massa

- 500 g farinha de arroz
- 60 g polvilho doce
- 2 colheres chá rasa de sal
- 150 ml azeite ou óleo
- 3 ovos
- 240 ml água gelada ou até dar ponto
- gema de ovo para pincelar

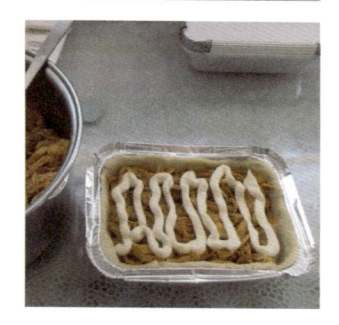

Ingredientes - Recheio (sugestão)

- 1 peito de frango pequeno cozido e desfiado
- azeite, cebola e alho
- 1 colher chá de páprica defumada ou colorau
- um pouco de água
- 2 colheres sopa de vinagre
- sal e pimenta do reino a gosto
- azeitonas
- ½ latinha de milho e ½ latinha de ervilha

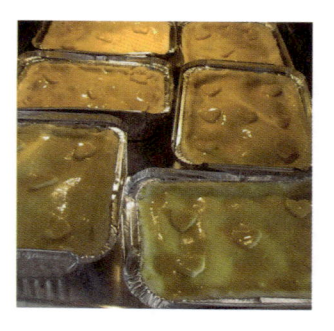

- 1 colher sopa de amido de milho
- 1 xícara chá de água
- 1 copo de requeijão cremoso

Medida das forminhas de alumínio descartável (base de cima): 16 cm de comprimento x 12 cm largura

MODO DE PREPARO

1. Recheio: refogue o peito de frango cozido e desfiado com o azeite, a cebola, o alho e a páprica defumada. Tempere a gosto e acrescente o milho e ervilha de latinha
2. Adicione o amido de milho diluído na água e cozinhe até engrossar. Reserve e deixe esfriar
3. Em uma bacia faça a mistura dos ingredientes secos e acrescente o azeite. Misture e em seguida adicione os ovos
4. Ao final, vá mexendo e acrescentando água gelada até dar ponto
5. Abra a massa em forminhas de alumínio descartáveis e use o recheio já frio com o requeijão cremoso por cima. Para tampar as empadas, abra a massa com o auxílio de um plástico
6. Pincele com gema de ovo e asse em forno preaquecido a 200°C por 45 minutos

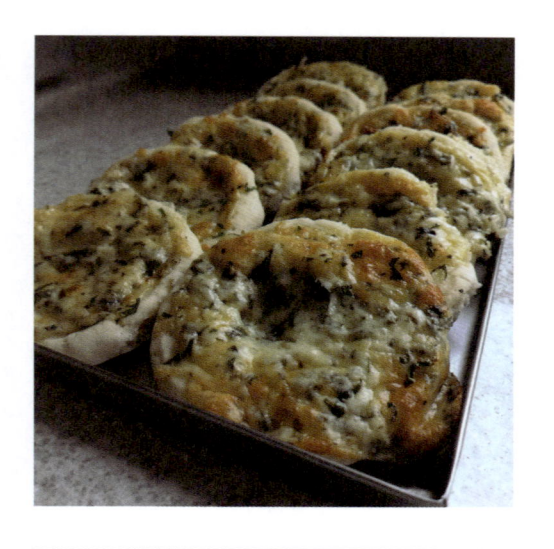

ESFIHA ABERTA

Ingredientes - Massa

- 180 g farinha de arroz
- 70 g amido de milho
- 90 g polvilho doce
- 30 g fécula de batata
- 30 g açúcar
- 10 g fermento biológico seco instantâneo
- 5 g goma xantana
- 7 g fermento químico em pó
- 1/2 colher chá de sal
- 1 ovo
- 300 ml água em temperatura ambiente ou morna
- 30 ml azeite ou óleo

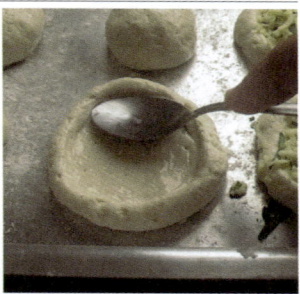

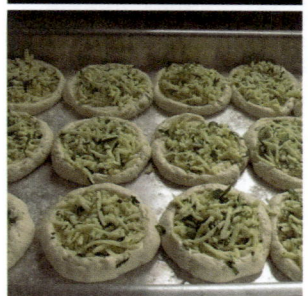

Ingredientes - Recheio (sugestão)

- 350 a 400 g queijo muçarela ralado
- salsinha picada a gosto
- orégano a gosto

MODO DE PREPARO

1. Em uma batedeira com gancho ou bacia misture todos os ingredientes secos. Adicione o ovo e a água em temperatura ambiente, ou morna, aos poucos
2. Adicione o azeite e bata bem por cerca de 3 a 5 minutos até dar ponto
3. Modele bolinhas de massa (aproximadamente 1 colher sopa cheia) alisando com água para não grudar nas mãos e coloque em uma forma enfarinhada com farinha de arroz ou fubá deixando um espaço entre cada uma delas
4. Com o auxílio de uma colher molhada na água, achate as bolinhas de massa para que o centro fique mais baixo que as bordas. Coloque o recheio de sua preferência no meio, dando apertadinhas com a colher para grudarem na massa
5. Cubra a massa para crescer por aproximadamente 20 minutos
6. Asse em forno preaquecido a 200°C por 30 minutos

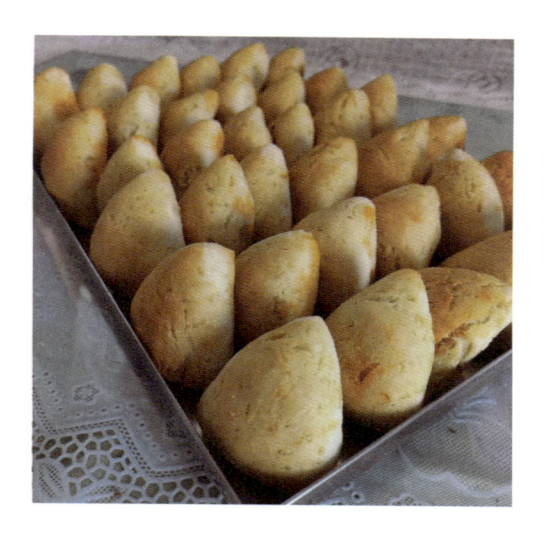

ESFIHA COM MASSA DE BATATA

Rendimento: 35 unidades (tamanho pequeno)

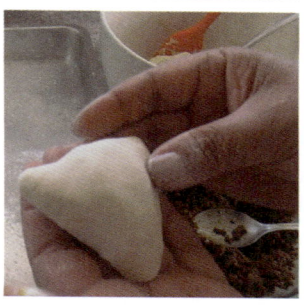

Ingredientes - Massa

- 200 g farinha de arroz
- 90 g amido de milho
- 100 g polvilho doce
- 40 g açúcar
- 10 g fermento biológico seco instantâneo
- 5 g goma xantana
- 7 g fermento químico em pó
- 1 colher chá de sal
- 1 ovo pequeno
- 250 ml leite (usei de amêndoas) ou água em temperatura ambiente, ou morna
- 30 ml azeite ou óleo
- 150 g batata inglesa cozida e amassada (fria)
- ovo batido para pincelar

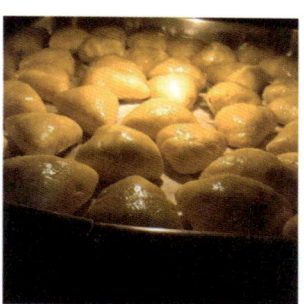

Ingredientes - Recheio (sugestão)

- 500 g carne moída refogada no azeite com cebola, alho, 1 tomate sem pele e sem semente, 1/2 pimentão verde picado, vinagre, colorau, pimenta do reino e sal a gosto. Cozinhe tudo na panela de pressão com um pouco de água por 10 minutos

Medidas da forma: 42 cm de comprimento x 29 cm de largura

MODO DE PREPARO

1. Em uma batedeira com gancho ou bacia misture todos os ingredientes secos. Adicione o ovo e o leite de amêndoas em temperatura ambiente, ou morno, aos poucos

2. Adicione o azeite e a batata cozida e amassada (fria) e bata bem por cerca de 3 a 5 minutos até dar ponto

3. Trabalhe a massa com farinha de arroz e modele as esfihas usando o recheio de sua preferência

4. Coloque as esfihas em uma forma enfarinhada e cubra para crescer por aproximadamente 30 minutos. Pincele com ovo batido

5. Asse em forno preaquecido a 200°C por 35 minutos

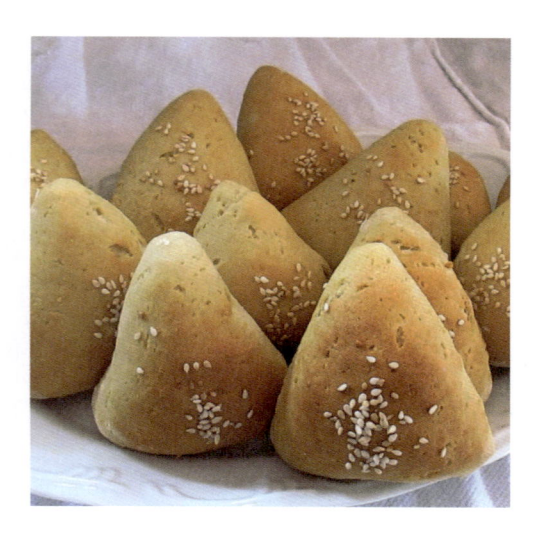

ESFIHA INTEGRAL

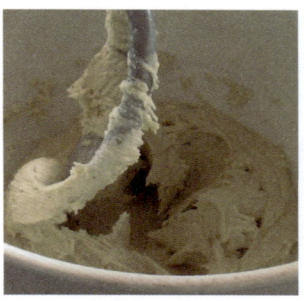

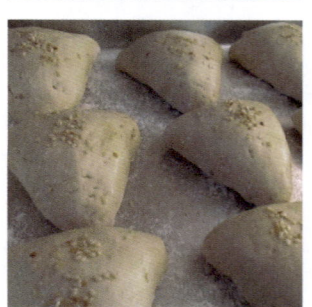

Ingredientes - Massa

- 150 g farinha de arroz
- 100 g farinha de arroz integral
- 90 g polvilho doce
- 30 g açúcar
- 4 g goma xantana
- 5 g fermento químico em pó
- 10 g fermento biológico seco instantâneo
- 1/2 colher chá de sal
- 1 ovo
- 320 ml água em temperatura ambiente ou morna
- 50 ml azeite ou óleo
- ovo batido para pincelar
- gergelim branco para decorar (opcional)

Ingredientes - Recheio (sugestões)

- carne moída temperada a gosto feita na panela de pressão
- presunto e queijo
- frango com requeijão cremoso

MODO DE PREPARO

1. Em uma batedeira com gancho ou bacia misture todos os ingredientes secos. Adicione o ovo e a água em temperatura ambiente, ou morna, aos poucos
2. Adicione o azeite e bata bem por cerca de 3 a 5 minutos até dar ponto
3. Trabalhe a massa com farinha de arroz e modele as esfihas usando o recheio de sua preferência
4. Coloque as esfihas em uma forma enfarinhada, pincele com ovo batido e decore com gergelim branco. Cubra para crescer por aproximadamente 30 minutos
5. Asse em forno preaquecido a 200°C por 40 minutos

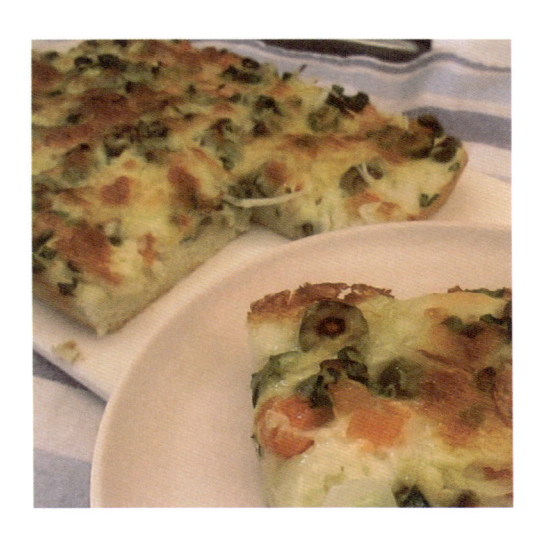

FOCACCIA

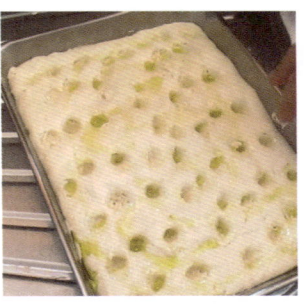

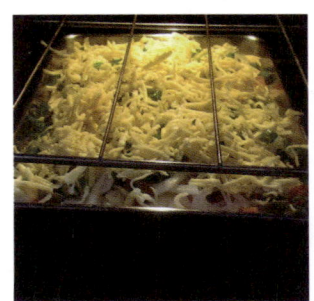

Ingredientes - Massa

- 200 g farinha de arroz
- 20 g amido de milho
- 25 g polvilho doce
- 10 g açúcar
- 8 g fermento biológico seco instantâneo
- 4 g goma xantana
- 5 g fermento químico em pó
- 1/2 colher chá de sal
- 1 ovo
- 270 ml água morna
- 30 ml azeite ou óleo

Ingredientes - Recheio

- tomates picados sem semente
- azeitonas
- cebola em rodelas finas
- sal a gosto
- cebolinha picada
- queijo muçarela ralado
- pimentão verde picado (sugestão)

Medidas da forma: 25 cm de comprimento x 20 cm de largura

MODO DE PREPARO

1. Em uma batedeira com gancho ou bacia misture todos os ingredientes secos. Adicione o ovo e a água morna aos poucos
2. Adicione o azeite e bata bem por cerca de 3 a 5 minutos até dar ponto
3. Em uma forma untada com azeite despeje a massa e espalhe com o auxílio de uma colher molhada na água
4. Cubra a massa para crescer por aproximadamente 30 minutos, ou até mais ou menos dobrar de tamanho. Depois, passe azeite sobre a superfície da massa e faça furos com a ponta dos dedos
5. Coloque o recheio e finalize com queijo muçarela ralado
6. Asse em forno preaquecido a 230°C por 25 minutos

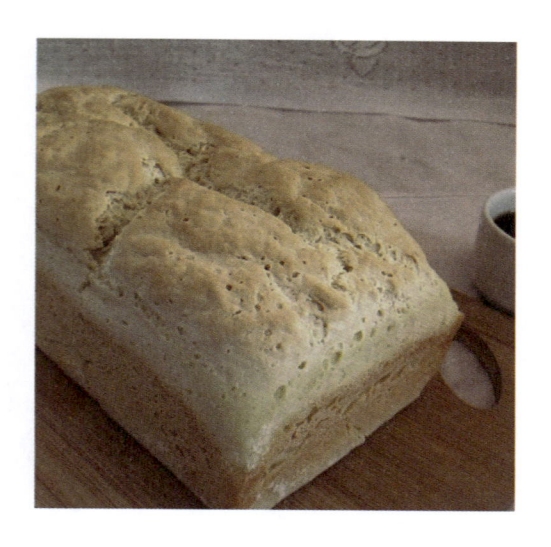

GOSTINHO DE PÃO FRANCÊS

Ingredientes

- 160 g farinha de arroz
- 100 g amido de milho
- 90 g polvilho doce
- 20 g fécula de batata
- 20 g açúcar
- 5 g goma xantana
- 7 g fermento químico em pó
- 10 g fermento biológico seco instantâneo
- 1 colher chá de sal
- 1 ovo
- 300 a 350 ml água morna
- 20 ml azeite ou óleo

Medidas da forma: 22 cm de comprimento x 11 cm de largura x 7 cm de altura

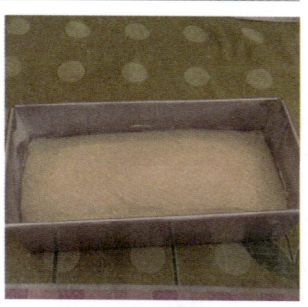

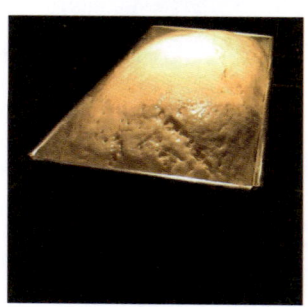

MODO DE PREPARO

1. Em uma batedeira com gancho ou bacia misture todos os ingredientes secos. Adicione o ovo e a água morna aos poucos
2. Adicione o azeite e bata bem por cerca de 3 a 5 minutos até dar ponto
3. Em uma forma untada e enfarinhada, despeje a massa e espalhe com o auxílio de uma colher molhada na água para deixar a superfície do pão lisinha e arredondada
4. Cubra a massa para crescer por aproximadamente 30 minutos, ou até mais ou menos dobrar de tamanho
5. Asse em forno preaquecido a 200°C por 40 minutos

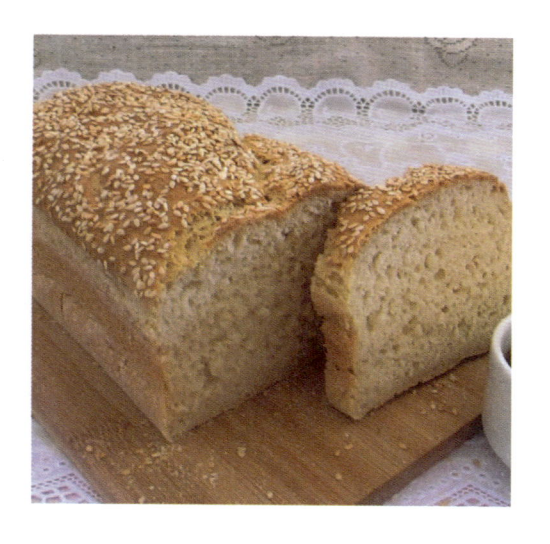

GOSTINHO DE PÃO FRANCÊS INTEGRAL

Ingredientes

- 150 g farinha de arroz integral
- 80 g amido de milho
- 70 g polvilho doce
- 30 g fécula de batata
- 20 g açúcar
- 5 g goma xantana
- 7 g fermento químico em pó
- 10 g fermento biológico seco instantâneo
- 1 colher chá de sal
- 1 ovo
- 350 ml água morna
- 20 ml azeite ou óleo
- gergelim branco para decorar (opcional)

Medidas da forma: 22 cm de comprimento x 11 cm de largura x 7 cm de altura

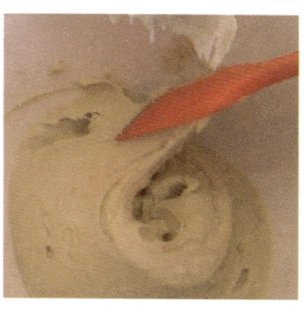

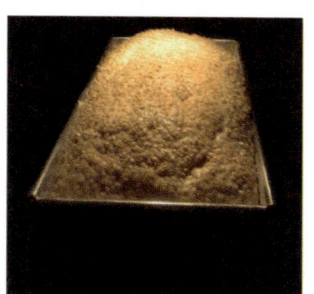

MODO DE PREPARO

1. Em uma batedeira com gancho ou bacia misture todos os ingredientes secos. Adicione o ovo e a água morna aos poucos
2. Adicione o azeite e bata bem por cerca de 3 a 5 minutos até dar ponto
3. Em uma forma untada e enfarinhada, despeje a massa e espalhe com o auxílio de uma colher molhada na água para deixar a superfície do pão lisinha e arredondada
4. Decore com gergelim branco e cubra a massa para crescer por aproximadamente 30 minutos, ou até mais ou menos dobrar de tamanho
5. Asse em forno preaquecido a 200°C por 40 minutos

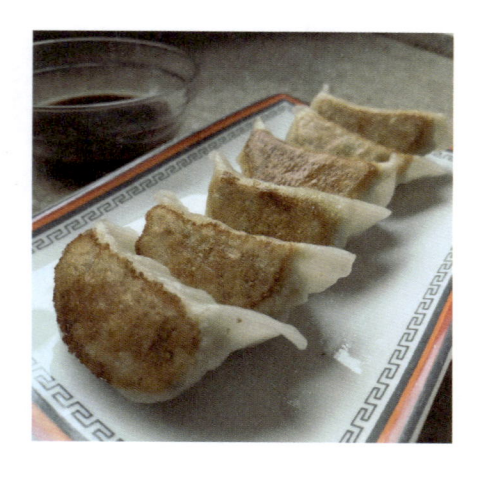

GUIOZA

Rendimento: 60 unidades (tamanho pequeno)

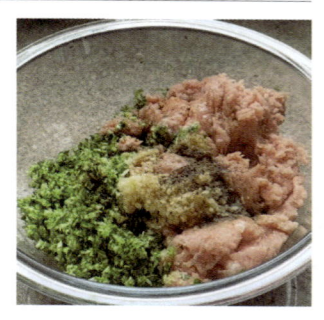

Ingredientes - Massa

- 240 g farinha de arroz
- 120 g polvilho doce
- 70 g fécula de batata
- 7 g goma xantana
- 5 g sal
- 300 ml água ou até dar ponto

Tamanho do cortador: aro 10 cm de diâmetro

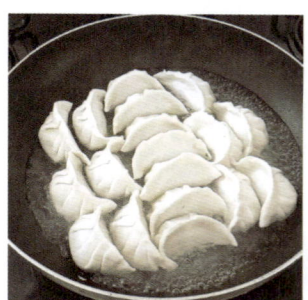

Ingredientes - Recheio

- 300 g repolho cortado
- 30 g gengibre cortado
- 1 xícara chá de nirá ou cebolinha
- 400 g carne de porco cortada em cubos
- 1 colher sobremesa de alho triturado
- pimenta do reino
- 1 colher chá rasa de sal ou a gosto
- 2 colheres sopa de molho shoyu
- 2 colheres sopa de vinagre
- 1 colher sobremesa rasa de açúcar
- 1 colher sopa de óleo de gergelim torrado
- 2 colheres sopa de fécula de batata

Ingredientes – Molho

- alho triturado
- pimenta do reino
- molho shoyu
- molho de pimenta (opcional)
- 1 pitada de hondashi (tempero a base de peixe)
- óleo de gergelim torrado
- 1 colher sobremesa de vinagre

MODO DE PREPARO

1. Em uma bacia faça a mistura dos secos e acrescente a água aos poucos, misturando tudo até dar ponto

2. Sove bem, trabalhando a massa com polvilho doce. Cubra e deixe descansar por 5 minutos

3. Recheio: em um processador, triture o repolho, o gengibre, o nirá e reserve numa bacia (para facilitar, triture esses ingredientes aos poucos e por partes)

4. Em seguida, triture a carne de porco e junte com os ingredientes triturados anteriormente. Tempere com alho, pimenta do reino, sal, shoyu, vinagre, açúcar, óleo de gergelim torrado e acrescente fécula de batata ao final, misture

5. Abra a massa com o auxílio de um rolo para facilitar na hora de passar pelo cilindro (n° 4 depois n° 3) ou abra a massa bem fininha com o próprio rolo até o final

6. Corte a massa do guioza com um cortador redondo e coloque o recheio. Se necessário, passe água nas bordas da massa e faça as pregas fechando cada guioza em formato meia lua

7. Unte uma frigideira com óleo ou azeite. Encaixe os guiozas um ao lado do outro e coloque água quente suficiente para cozinhar a massa. Tampe a frigideira e deixe cozinhar até a água quase secar

8. Por fim, acrescente óleo de gergelim torrado por cima e nas laterais. Tampe novamente e deixe até os guiozas dourarem em baixo e sirva com o molho

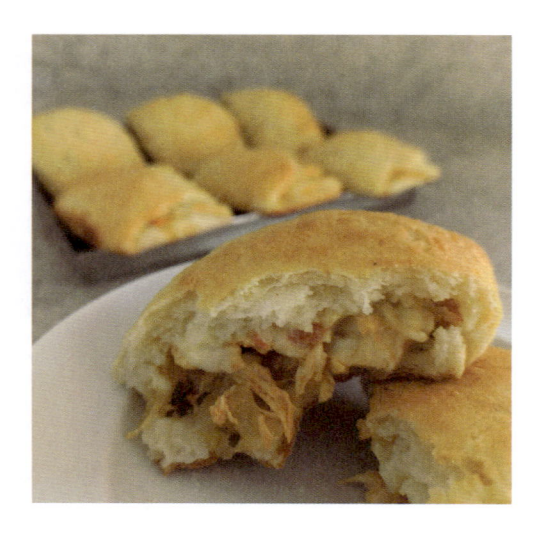

LANCHE COM MASSA DE MANDIOCA

Rendimento: 7 unidades

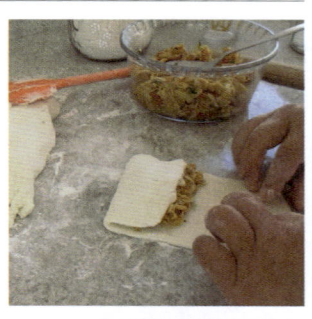

Ingredientes - Massa

- 200 g farinha de arroz
- 90 g polvilho doce
- 80 g amido de milho
- 10 g fermento biológico seco instantâneo
- 5 g goma xantana
- 7 g fermento químico em pó
- 30 g açúcar
- 1 colher chá de sal
- 1 ovo
- 300 a 350 ml água em temperatura ambiente ou morna (vai depender da umidade da mandioca cozida)
- 200 g mandioca cozida e espremida (fria)
- 30 ml azeite ou óleo
- ovo batido para pincelar

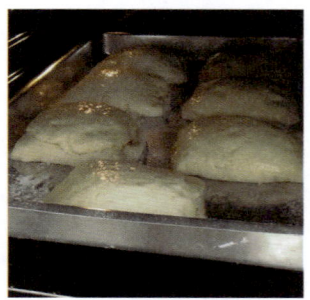

Ingredientes - Recheio (sugestão)

- peito de frango cozido desfiado e temperado a gosto com cebola, tomate e cheiro verde
- requeijão cremoso

MODO DE PREPARO

1. Em uma batedeira com gancho ou bacia misture todos os ingredientes secos. Adicione o ovo, a água em temperatura ambiente, ou morna, aos poucos e a mandioca cozida e espremida (fria)
2. Adicione o azeite e bata bem por cerca de 3 a 5 minutos até dar ponto
3. Trabalhe a massa com farinha de arroz para não grudar nas mãos e abra a massa de cada pãozinho com um rolo. Enrole os salgados usando o recheio de frango com requeijão por cima
4. Em uma forma enfarinhada, coloque os salgados já recheados e cubra para crescer por aproximadamente 30 minutos
5. Pincele com ovo batido e asse em forno preaquecido a 200°C por cerca de 35 a 40 minutos

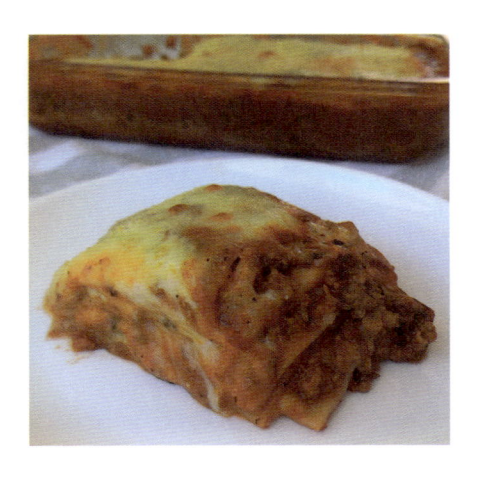

LASANHA A BOLONHESA

Ingredientes - Massa[2]

- 100 g farinha de arroz
- 60 g polvilho doce
- 35 g fécula de batata
- 3 g goma xantana
- 1/2 colher chá de sal
- 1 ovo
- 20 ml azeite ou óleo
- 100 ml água ou até dar ponto

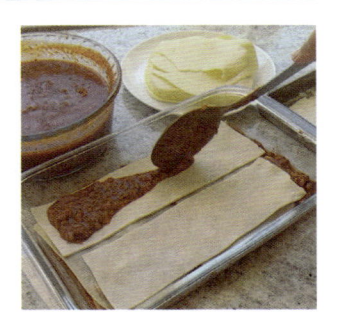

Ingredientes - Recheio

- molho à bolonhesa temperado a gosto (de preferência mais aguado para cozinhar as camadas de massa)
- 400 g queijo muçarela
- queijo parmesão

    Medidas do refratário: 26 de comprimento x 16 de largura x 5 cm de altura
    Rendimento: 5 camadas de massa de lasanha + 1 pratinho de macarrão talharim

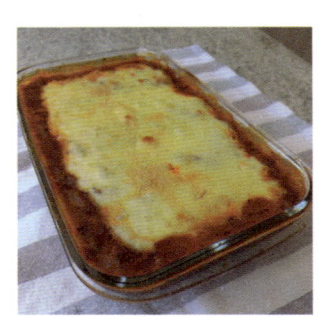

[2] Com essa massa você pode fazer também: Macarrão talharim, rondelli, canelone etc.

MODO DE PREPARO

1. Em uma bacia faça a mistura dos ingredientes secos e adicione o ovo e o azeite. Acrescente água aos poucos, misturando tudo até dar ponto

2. Sove bem e abra a massa bem fininha utilizando polvilho doce para não grudar no rolo ou no cilindro. Corte em tiras de 20 cm de comprimento x 6 cm de largura, ou tamanho desejado

3. Em um refratário, forre o fundo com molho à bolonhesa e intercale as camadas das tiras de massa com o molho e com o queijo. Finalize a última camada com o molho, o queijo muçarela e queijo parmesão

4. Asse em forno preaquecido a 200°C por 20 minutos coberto com papel alumínio. Depois tire o papel alumínio e deixe mais 10 minutos a 230°C, ou até gratinar. Se utilizar um refratário baixo com as camadas de massa bem fininhas pode assar direto sem o papel alumínio até a lasanha gratinar

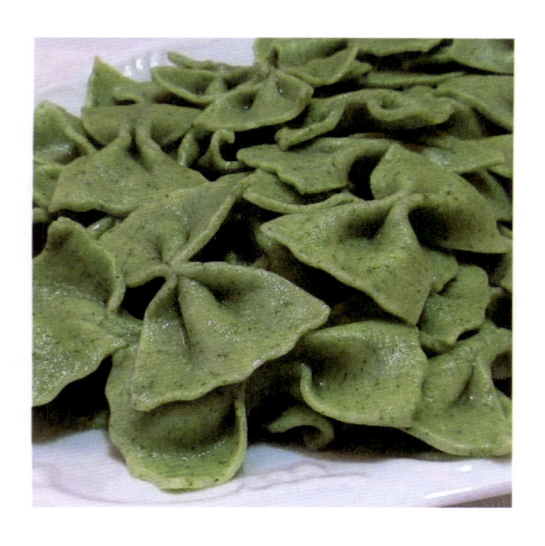

MACARRÃO DE ESPINAFRE

Ingredientes

- 200 g farinha de arroz
- 70 g fécula de batata
- 25 g polvilho doce
- 4 g goma xantana
- 1 pitada de sal
- 30 ml óleo ou azeite
- 100 ml água ou até dar ponto

No processador ou liquidificador

- 1 maço de espinafre fervido e espremido (só as folhas)[3]
- 2 ovos

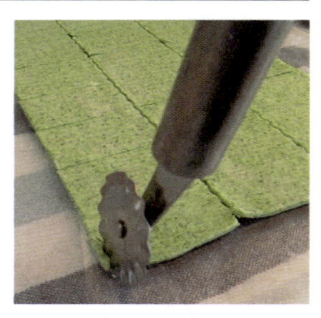

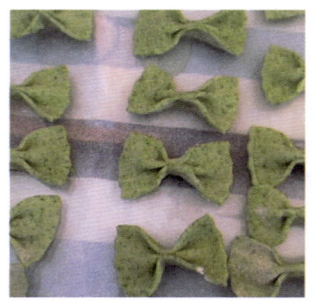

---

[3] Como ferver o espinafre: primeiro coloque uma panela com água para ferver. Em seguida coloque as folhas de espinafre e deixe fervendo por aproximadamente 3 minutos. Escorra e coloque na água fria para cortar o cozimento. Esprema bem para retirar o excesso de água e pique.

MODO DE PREPARO

1. Triture o espinafre fervido e espremido junto com os ovos no processador ou liquidificador e reserve
2. Em uma bacia faça a mistura dos ingredientes secos e acrescente o espinafre triturado, o óleo e a água aos poucos, misturando tudo até dar ponto
3. Sove bem, trabalhando a massa com polvilho doce ou farinha de arroz para não grudar nas mãos
4. Abra a massa e corte no formato gravatinha, ou no formato de sua preferência. Cozinhe em água fervente com sal por cerca de 2 a 3 minutos, e em seguida escorra passando na água fria
5. Sirva com molho de sua preferência ou, como sugestão, pode finalizar no alho e óleo

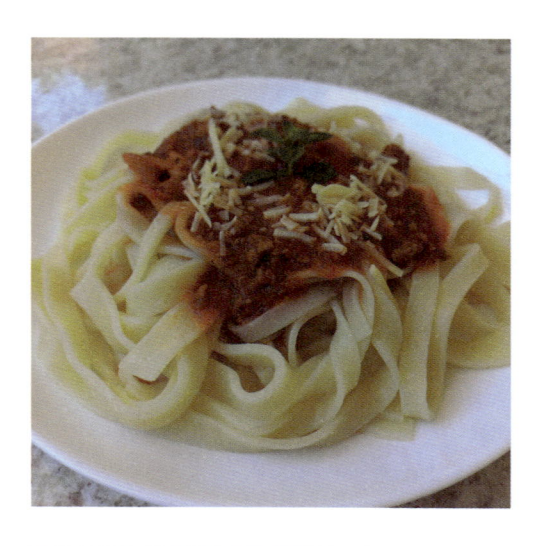

MACARRÃO TALHARIM

Ingredientes - Massa[4]

- 100 g farinha de arroz
- 60 g polvilho doce
- 35 g fécula de batata
- 3 g goma xantana
- 1/2 colher chá de sal
- 1 ovo caipira pequeno
- 20 ml azeite ou óleo
- 100 ml água ou até dar ponto

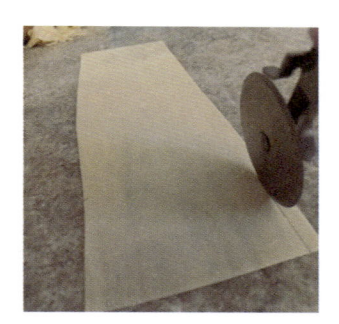

Ingredientes - Molho (sugestão)

- molho de sua preferência (ao sugo, branco, bolonhesa)
- queijo parmesão ralado

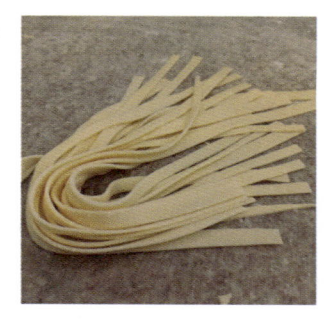

---

[4] Com essa massa você pode fazer também: lasanha, rondelli, canelone etc.

MODO DE PREPARO

1. Em uma bacia faça a mistura dos secos e acrescente o ovo caipira pequeno, o azeite e a água aos poucos, misturando tudo até dar ponto
2. Sove bem, trabalhando a massa com polvilho doce ou farinha de arroz para não grudar nas mãos
3. Abra a massa e corte no formato talharim. Cozinhe em água fervente com sal por cerca de 2 a 3 minutos, e em seguida escorra passando na água fria
4. Sirva com o molho de sua preferência e finalize com queijo parmesão

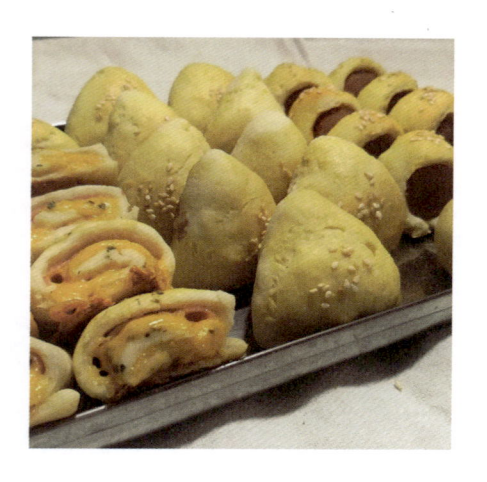

MASSA PARA SALGADOS ASSADOS

Ingredientes

- 200 g farinha de arroz
- 90 g polvilho doce
- 50 g amido de milho
- 40 g açúcar
- 1/2 colher chá de sal
- 5 g goma xantana
- 7 g fermento químico em pó
- 10 g fermento biológico seco instantâneo
- 2 ovos
- 200 ml água em temperatura ambiente ou morna
- 30 ml óleo ou azeite
- ovo batido para pincelar

Sugestão de assados

- enroladinho de presunto e queijo
- enroladinho de salsicha
- esfiha

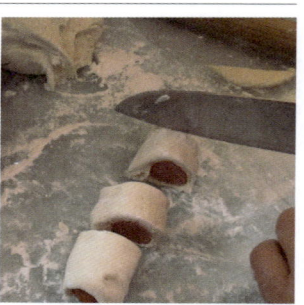

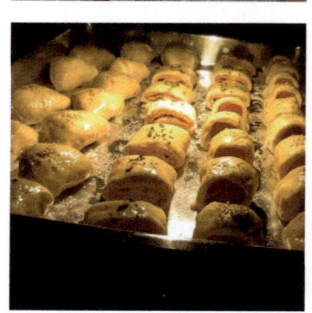

MODO DE PREPARO

1. Em uma batedeira com gancho ou bacia misture todos os ingredientes secos. Adicione os ovos e a água em temperatura ambiente, ou morna, aos poucos
2. Adicione o óleo e bata bem por cerca de 3 a 5 minutos até dar ponto
3. Trabalhe a massa com farinha de arroz para não grudar nas mãos e modele os formatos de salgados de sua preferência
4. Coloque os salgados já moldados e recheados em uma forma enfarinhada e pincele com ovo batido. Cubra a massa para crescer por aproximadamente 20 minutos
5. Asse em forno preaquecido a 200°C por 20 minutos

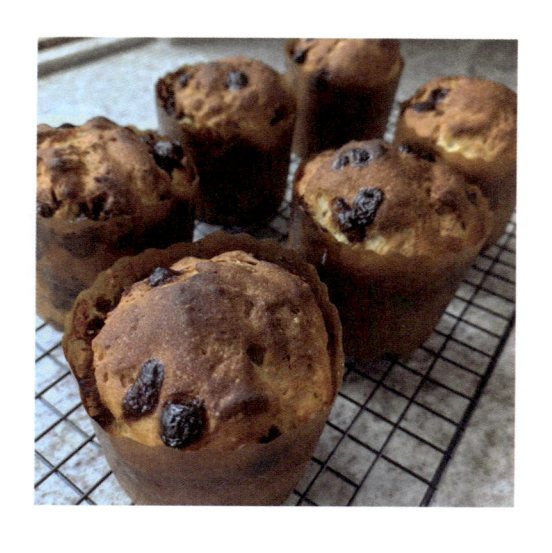

MINI CHOCOTTONE

Rendimento: 6 unidades

Ingredientes

- 80 g farinha de arroz
- 50 g amido de milho
- 50 g polvilho doce
- 20 g fécula de batata
- 30 g açúcar
- 7 g fermento biológico seco instantâneo
- 5 g goma xantana
- 1 pitada de sal
- 25 g glucose de milho ou mel
- 1 colher sopa de essência de panettone
- 150 g gotas de chocolate

No liquidificador

- 1 ovo caipira
- 50 g batata doce crua picada
- 50 ml azeite ou óleo
- 170 ml água morna

Forminhas de papel para mini panettone: tamanho 100 g

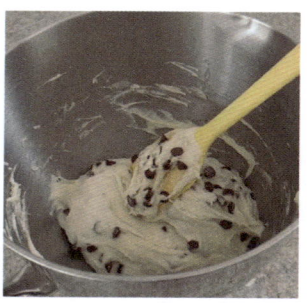

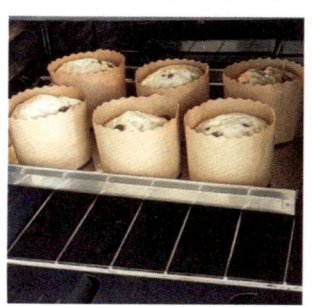

MODO DE PREPARO

1. Em uma batedeira com gancho ou bacia misture todos os ingredientes secos
2. No liquidificador: bata a batata doce crua picada com o ovo, o azeite e a água morna. Depois adicione aos poucos à mistura dos secos. Em seguida acrescente a glucose de milho e a essência de panettone
3. Bata bem por cerca de 3 a 5 minutos até dar ponto. Por fim, adicione as gotas de chocolate e misture
4. Divida a massa em 6 forminhas de papel para panettone e espalhe com o auxílio de uma colher molhada na água para a superfície de cada mini chocottone ficar lisinha e arredondada
5. Cubra a massa para crescer por aproximadamente 30 minutos, ou até mais ou menos dobrar de tamanho
6. Asse em forno preaquecido a 200°C por 30 minutos

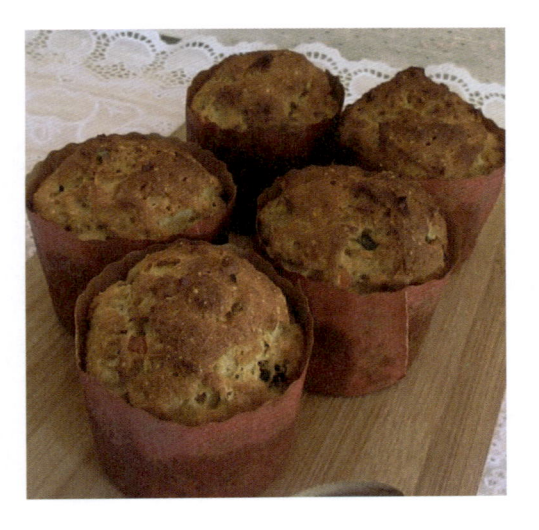

MINI PANETTONE COM FARINHA DE AMÊNDOAS

Rendimento: 5 unidades

Ingredientes

- 100 g farinha de amêndoas
- 80 g farinha de arroz
- 20 g amido de milho
- 30 g polvilho doce
- 30 g fécula de batata
- 4 g goma xantana
- 7 g fermento biológico seco instantâneo
- 30 g açúcar mascavo
- 1 pitada de sal
- 1 ovo
- 250 ml água morna
- 50 ml azeite ou óleo
- 1 colher chá de essência de panettone
- 1/2 xícara chá de uvas passas branca e preta hidratadas
- 1/2 xícara chá de frutas cristalizadas picadas

Forminhas de papel para mini panettone: tamanho 100 g

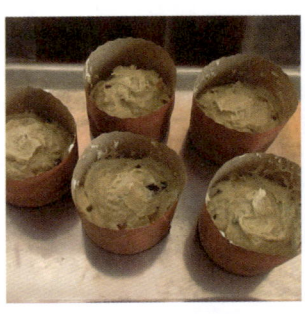

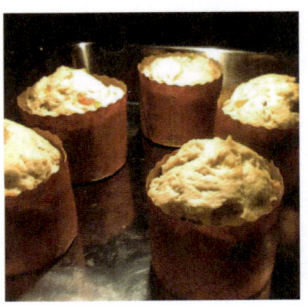

MODO DE PREPARO

1. Em uma batedeira com gancho ou bacia misture todos os ingredientes secos. Adicione o ovo e a água morna aos poucos

2. Adicione o azeite e a essência de panettone e bata bem por cerca de 3 a 5 minutos até dar ponto. Por fim, adicione as uvas passas hidratadas e as frutas cristalizadas picadas e misture

3. Divida a massa em 5 forminhas de papel para panettone e espalhe com o auxílio de uma colher molhada na água para a superfície de cada mini panettone ficar lisinha e arredondada

4. Cubra a massa para crescer por aproximadamente 45 minutos, ou até mais ou menos dobrar de tamanho

5. Asse em forno preaquecido entre 180°C e 200°C por 35 minutos

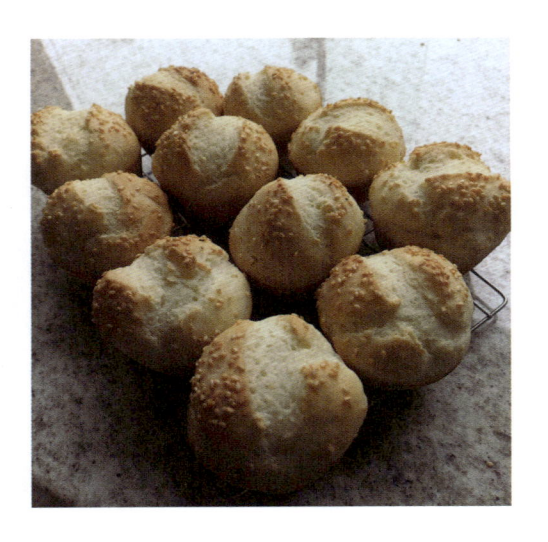

MINI PÃO FRANCÊS

Rendimento: 12 unidades

Ingredientes

- 180 g farinha de arroz
- 70 g polvilho doce
- 40 g amido de milho
- 40 g fécula de batata
- 10 g açúcar
- 7 g fermento biológico seco instantâneo
- 6 g goma xantana
- 5 g fermento químico em pó
- 5 g sal
- 1 ovo
- 350 ml água morna
- 50 ml óleo ou azeite
- gergelim branco para decorar (opcional)

Formas utilizadas: 2 formas para cupcake de 6 cavidades ou 1 forma para cupcake de 12 cavidades

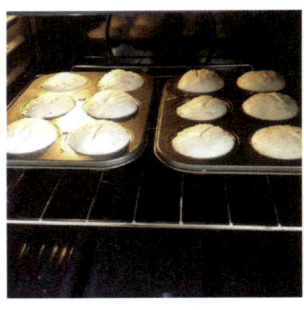

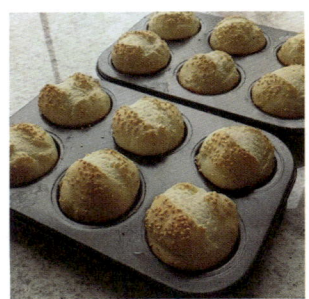

MODO DE PREPARO

1. Em uma batedeira com gancho ou bacia misture todos os ingredientes secos. Adicione o ovo e a água morna aos poucos
2. Adicione o óleo e bata bem por cerca de 3 a 5 minutos até dar ponto
3. Nas forminhas de cupcake untadas com óleo ou manteiga, despeje a massa e espalhe com o auxílio de uma colher molhada na água para deixar a superfície de cada pãozinho lisinha e arredondada
4. Decore com gergelim branco e cubra a massa para crescer por aproximadamente 30 minutos a 1 hora, ou até mais ou menos dobrarem de tamanho
5. Faça cortes no meio dos pãezinhos com uma faca molhada na água para não grudar na massa
6. Asse em forno preaquecido a 200°C por 30 minutos (após os primeiros 15 minutos de forneamento, borrife água em cima dos pãezinhos)

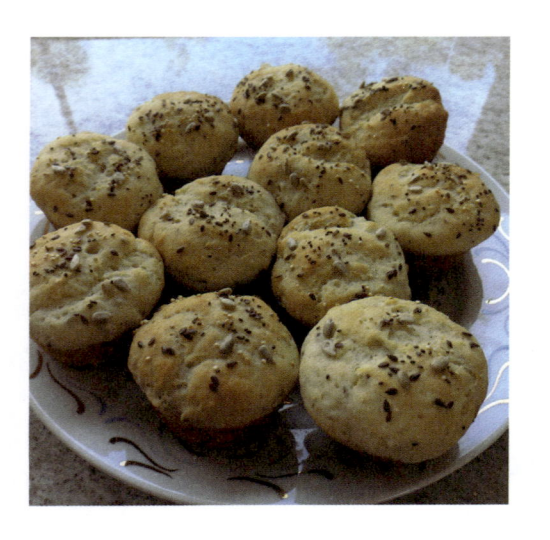

MINI PÃO MULTIGRÃOS

Rendimento: 12 unidades

Ingredientes

- 175 g farinha de arroz
- 80 g polvilho doce
- 75 g amido de milho
- 25 g açúcar
- 10 g fermento biológico seco instantâneo
- 5 g goma xantana
- 5 g fermento químico em pó
- 7 g farinha de linhaça dourada
- 1/2 colher chá de sal
- 3 g chia
- 3 g semente de linhaça marrom
- 3 g semente de girassol
- 3 g quinoa
- 1 ovo
- 375 ml água morna
- 50 ml óleo ou azeite
- chia, semente de linhaça marrom, quinoa e semente de girassol para decorar (opcional)

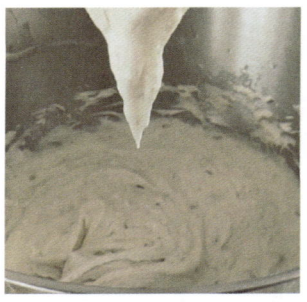

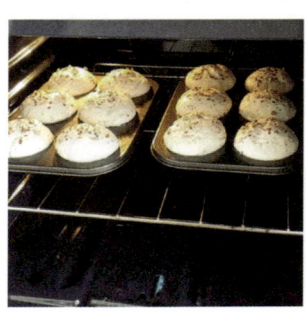

Formas utilizadas: 2 formas para cupcake de 6 cavidades ou 1 forma para cupcake de 12 cavidades

MODO DE PREPARO

1. Em uma batedeira com gancho ou bacia misture todos os ingredientes secos. Adicione o ovo e a água morna aos poucos
2. Adicione o óleo e bata bem por cerca de 3 a 5 minutos até dar ponto
3. Nas forminhas de cupcake untadas com óleo ou manteiga, despeje a massa e espalhe com o auxílio de uma colher molhada na água para deixar a superfície de cada pãozinho lisinha e arredondada
4. Decore com chia, semente de linhaça marrom, quinoa e semente de girassol. Cubra a massa para crescer por aproximadamente 20 minutos, ou até mais ou menos dobrarem de tamanho
5. Asse em forno preaquecido a 200°C por 30 minutos

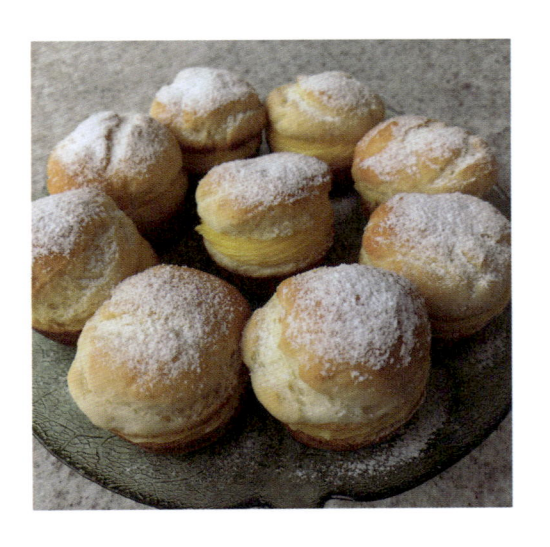

MINI SONHO ASSADO

Rendimento: 12 unidades

Ingredientes - Massa

- 200 g farinha de arroz
- 90 g polvilho doce
- 60 g amido de milho
- 6 g goma xantana
- 5 g fermento químico em pó
- 7 g fermento biológico seco instantâneo
- 1 pitada de sal
- 25 g açúcar

No liquidificador

- 70 g batata doce crua picada
- 1 ovo
- 50 ml óleo
- 350 ml leite morno

Formas utilizadas: 2 formas para cupcake de 6 cavidades ou 1 forma para cupcake de 12 cavidades

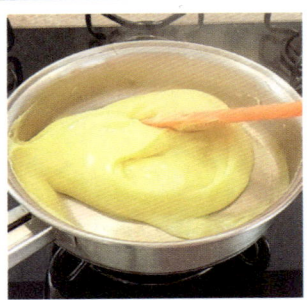

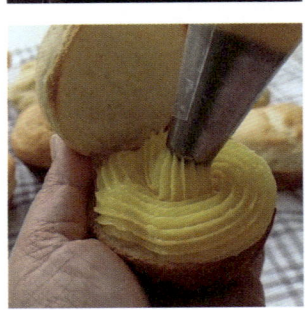

Ingredientes - Creme de confeiteiro e decoração

- 3 gemas caipiras peneiradas
- 300 ml leite
- 80 g açúcar
- 30 g amido de milho
- açúcar de confeiteiro para polvilhar os mini sonhos assados ao final

MODO DE PREPARO

1. Em uma batedeira com gancho ou bacia misture todos os ingredientes secos
2. No liquidificador: bata a batata doce crua picada com o ovo, o óleo e o leite morno. Depois adicione aos poucos à mistura dos secos
3. Bata bem por cerca de 3 a 5 minutos até dar ponto
4. Nas forminhas de cupcake untadas com margarina ou óleo, despeje a massa e espalhe com o auxílio de uma colher molhada na água para deixar a superfície de cada pãozinho lisinha e arredondada
5. Cubra a massa para crescer por aproximadamente 30 minutos, ou até mais ou menos dobrarem de tamanho
6. Asse em forno preaquecido a 200°C por 30 minutos
7. Creme de confeiteiro: em uma panela, misture as gemas peneiradas com o leite, o açúcar e o amido de milho. Leve ao fogo, cozinhe até engrossar e despeje em um recipiente. Após amornar, cubra com um plástico filme e bata o creme novamente depois de frio para voltar a ficar cremoso
8. Recheie os pãezinhos já frios e finalize polvilhando açúcar de confeiteiro em cima

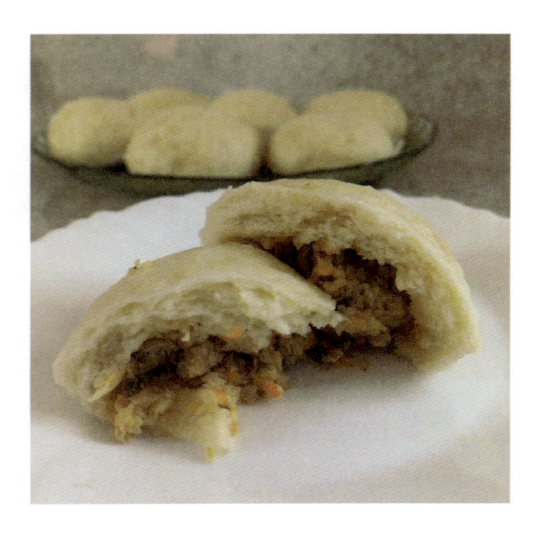

NIKUMAN

Rendimento: 10 unidades

Ingredientes - Massa

- 200 g farinha de arroz
- 100 g polvilho doce
- 50 g amido de milho
- 30 g fécula de batata
- 30 g açúcar
- 10 g fermento biológico seco instantâneo
- 5 g goma xantana
- 7 g fermento químico em pó
- 1/2 colher chá de sal
- 1 ovo
- 300 ml água em temperatura ambiente
- 30 ml óleo ou azeite

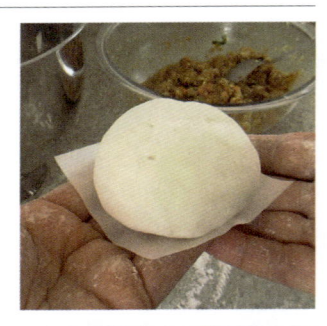

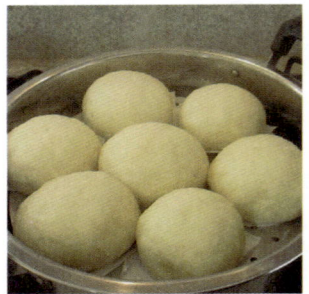

Ingredientes - Recheio

- 1/2 cebola pequena picada
- 1 colher sopa de gengibre cortado
- 2 colheres chá de alho triturado

- 1/2 xícara chá de cenoura picada
- 1 tigelinha de repolho cortado
- 200g carne de porco temperado a gosto
- cebolinha picada a gosto
- 2 colheres sopa de shoyu
- 2 colheres sopa de vinagre
- pimenta do reino, óleo de gergelim torrado
- 2 colheres chá de açúcar
- 1 colher sopa de amido de milho
- 1 ovo pequeno

MODO DE PREPARO

1. Recheio: em um processador, triture a cebola, o gengibre, o alho, a cenoura e o repolho, reserve. Em seguida, triture a carne de porco temperada e junte com os ingredientes triturados anteriormente. Adicione a cebolinha, o shoyu, o vinagre, a pimenta do reino, o óleo de gergelim torrado, o açúcar, o amido de milho, o ovo pequeno e misture. Escorra o excesso de líquidos se houver e reserve

2. Em uma batedeira com gancho ou bacia misture todos os ingredientes secos. Adicione o ovo e a água em temperatura ambiente aos poucos

3. Adicione o óleo e bata bem por cerca de 3 a 5 minutos até dar ponto

4. Trabalhe a massa com farinha de arroz e modele os pãezinhos arredondados usando o recheio preparado na etapa anterior. Utilize papel manteiga cortado para servir de base para cada pãozinho. Borrife água em cima de cada um e cubra para crescerem durante um período de 15 a 20 minutos

5. A seguir, encaixe os pãezinhos em uma panela a vapor com a água já quente. Cubra com uma tampa forrada com um pano de prato para não escorrer água em cima de cada nikuman e deixe cozinhando no vapor por 20 minutos

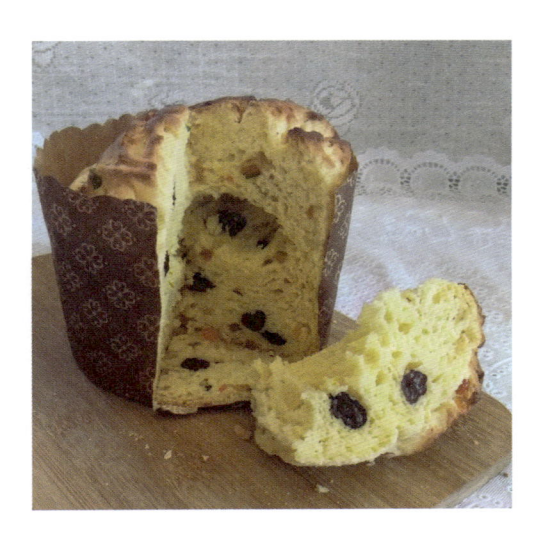

PANETTONE

Ingredientes[5]

- 80 g farinha de arroz
- 50 g amido de milho
- 20 g fécula de batata
- 50 g polvilho doce
- 30 g açúcar
- 7 g fermento biológico seco instantâneo
- 4 g goma xantana
- 1 pitada de sal
- 1 ovo caipira
- raspas de laranja
- 200 ml suco de laranja natural em temperatura ambiente ou morno (ou 100 ml suco concentrado + 100 ml água + 2 colheres sopa rasa de açúcar)
- 20 ml óleo ou azeite
- 1/2 xícara chá de mix com frutas cristalizadas picadas e uvas passas hidratadas

Forma de papel para panettone: tamanho 500 g

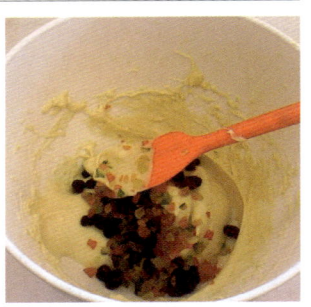

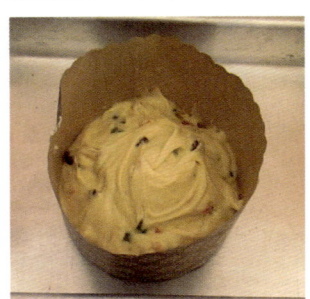

---

[5] Esta mesma massa pode ser usada para fazer o Chocottone com gotas de chocolate.

MODO DE PREPARO

1. Em uma batedeira com gancho ou bacia misture todos os ingredientes secos. Adicione o ovo caipira, as raspas de laranja e o suco de laranja natural em temperatura ambiente, ou morno, aos poucos

2. Adicione o óleo e bata bem por cerca de 3 a 5 minutos até dar ponto. Por fim, adicione as uvas passas hidratadas e as frutas cristalizadas picadas e misture

3. Em uma forma de papel para panettone despeje a massa e espalhe com o auxílio de uma colher molhada na água para a superfície do panettone ficar lisinha e arredondada

4. Cubra a massa para crescer por aproximadamente 1 hora, ou até mais ou menos dobrar de tamanho. Nesse tempo, se necessário, borrife água sobre a superfície da massa

5. Asse em forno preaquecido entre 180°C e 200°C por 35 minutos

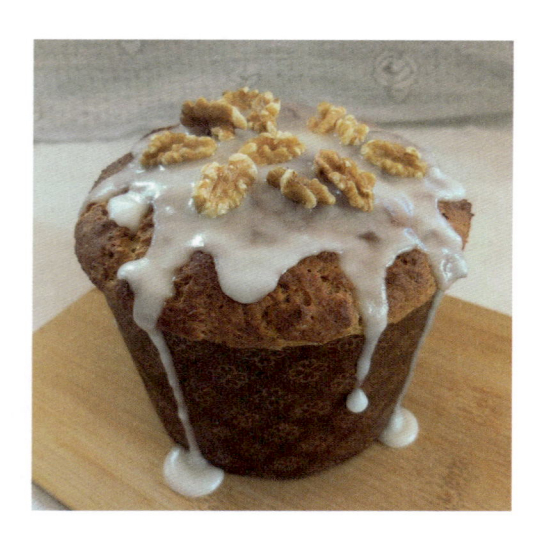

PANETTONE COM NOZES

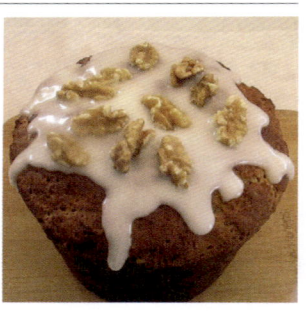

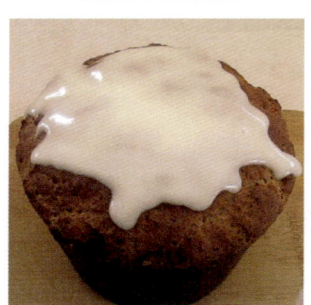

Ingredientes - Massa

- 120 g farinha de amêndoas
- 100 g farinha de arroz
- 20 g amido de milho
- 30 g polvilho doce
- 50 g fécula de batata
- 40 g açúcar mascavo
- 4 g goma xantana
- 5 g fermento biológico seco instantâneo
- 1 pitada de sal
- 1 ovo
- 320 ml água morna
- 50 ml azeite ou óleo
- 1 colher chá de essência de panettone
- 80 g uvas passas branca e preta hidratadas
- 80 g frutas cristalizadas picadas
- 30 g nozes picadas
- nozes para decorar

Ingredientes - Calda

- 3 a 4 colheres sopa de açúcar de confeiteiro
- 1 colher sopa de água

Forma de papel para panettone: tamanho 500 g

MODO DE PREPARO

1. Em uma batedeira com gancho ou bacia misture todos os ingredientes secos. Adicione o ovo e a água morna aos poucos
2. Adicione o azeite e a essência de panettone e bata bem de 3 a 5 minutos até dar ponto. Por fim, adicione as uvas passas hidratadas, as frutas cristalizadas picadas, as nozes picadas e misture
3. Em uma forma de papel para panettone despeje a massa e espalhe com o auxílio de uma colher molhada na água para a superfície do panettone ficar lisinha e arredondada
4. Cubra a massa para crescer por aproximadamente 1 hora, ou até mais ou menos dobrar de tamanho
5. Asse em forno preaquecido entre 180°C e 200°C por 35 minutos
6. Calda: misture o açúcar de confeiteiro com a água e despeje por cima do panettone já frio. Decore com nozes

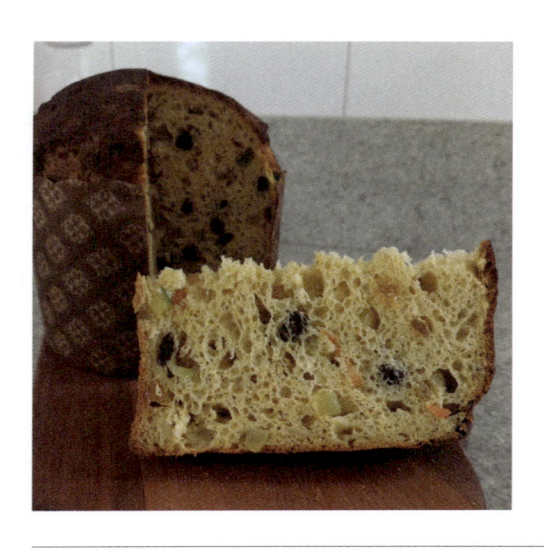

PANETTONE PREMIUM

Ingredientes – Frutas hidratadas

- 50 g uvas passas pretas
- 50 g uvas passas brancas
- 70 g frutas cristalizadas
- água quente suficiente para cobrir as frutas

Ingredientes secos e líquidos

- 90 g farinha de arroz
- 50 g amido de milho
- 50 g polvilho doce
- 25 g fécula de batata
- 7 g goma xantana
- 7 g fermento biológico seco instantâneo
- 1 colher sopa de essência de panettone
- 1 colher sopa de essência de baunilha
- 1 colher sopa de raspas de laranja
- 100 g mel
- 80 g margarina

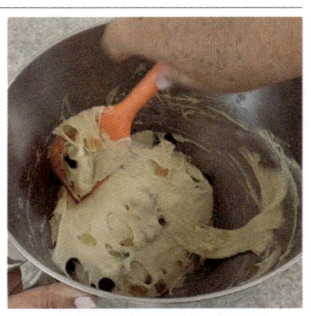

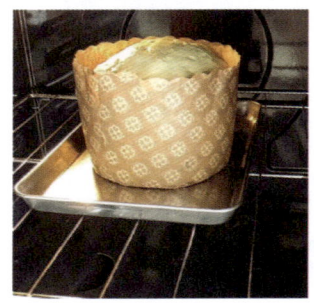

No liquidificador

- 50 g batata doce crua picada
- 2 ovos caipira
- 100 ml água morna

Forma de papel para panettone: tamanho 500 g

MODO DE PREPARO

1. Hidratação das frutas: em um recipiente adicione as uvas passas pretas e brancas com as frutas cristalizadas. Coloque água quente até cobrir e deixe hidratando por 10 minutos. Escorra e reserve
2. Em uma batedeira com gancho ou bacia misture todos os ingredientes secos
3. No liquidificador: bata a batata doce crua picada com os ovos e a água morna. Depois adicione aos poucos à mistura dos secos. Em seguida acrescente a essência de panettone, a essência de baunilha, as raspas de laranja, o mel e a margarina
4. Bata bem por cerca de 3 a 5 minutos até dar ponto. Por fim, adicione as uvas e frutas hidratadas, misture
5. Em uma forma de papel para panettone despeje a massa e espalhe com o auxílio de uma colher molhada na água para a superfície do panettone ficar lisinha e arredondada
6. Cubra a massa para crescer por aproximadamente 1 hora, ou até mais ou menos dobrar de tamanho
7. Asse em forno preaquecido a 200°C de 40 a 45 minutos

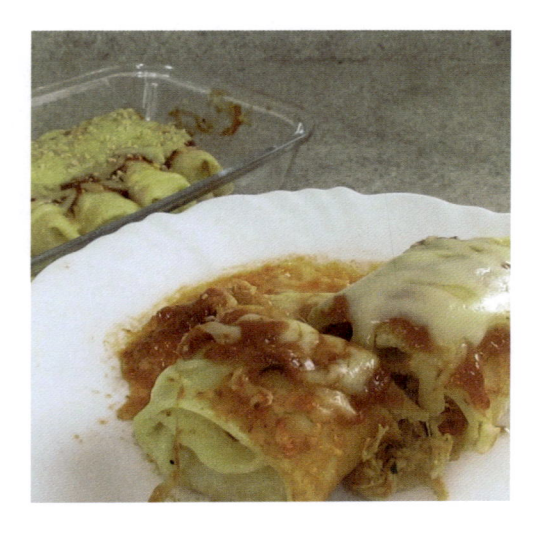

PANQUECA SALGADA

Rendimento: 7 a 10 unidades

Ingredientes - Massa

- 2 ovos
- 1 colher sopa de óleo ou azeite
- 250 ml leite
- 100 g amido de milho
- 1 pitada de sal ou a gosto

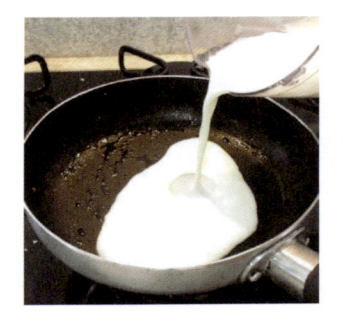

Ingredientes - Recheio (sugestão)

- frango cozido e desfiado temperado a gosto
- molho de sua preferência
- queijo muçarela ralado
- queijo parmesão

Tamanho da frigideira: 20 cm de diâmetro

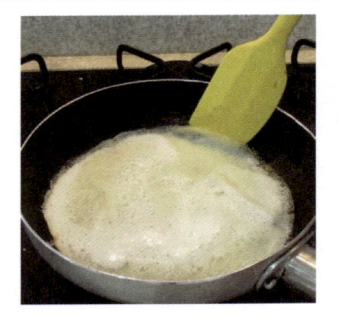

MODO DE PREPARO

1. No liquidificador ou bacia, bata todos os ingredientes da massa. Em seguida, unte uma frigideira com óleo e faça as panquecas na espessura desejada em fogo baixo

2. Recheie e enrole as panquecas. Acrescente o molho de sua preferência, o queijo muçarela e o queijo parmesão

3. Leve ao forno preaquecido para gratinar ou até o queijo derreter a 230°C na grade de cima

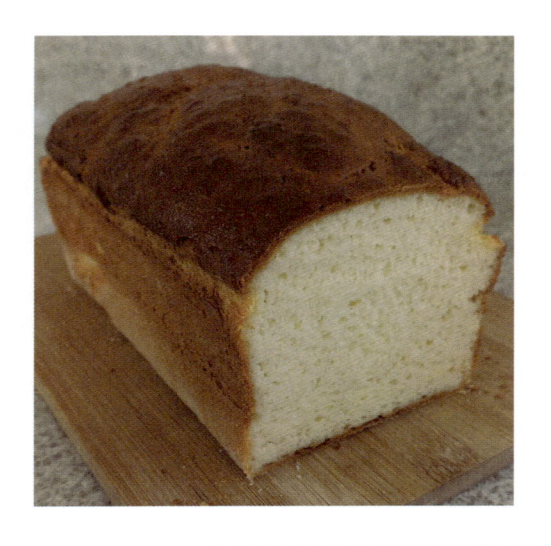

PÃO ALGODÃO

Ingredientes

- 200 g farinha de arroz
- 100 g amido de milho
- 90 g polvilho doce
- 30 g fécula de batata
- 20 g açúcar
- 10 g fermento biológico seco instantâneo
- 5 g goma xantana
- 7 g fermento químico em pó
- 1/2 colher chá de sal
- 2 ovos
- 200 g creme de leite
- 300 ml leite morno
- 50 ml azeite ou óleo
- ovo batido para pincelar

Medidas da forma: 22 cm de comprimento x 11 cm de largura x 7 cm de altura

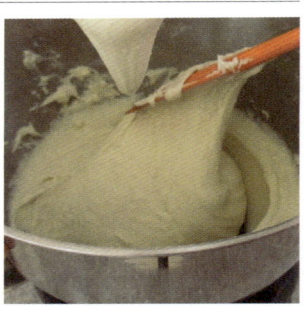

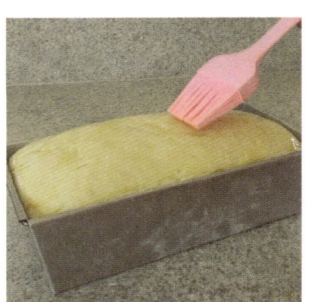

MODO DE PREPARO

1. Em uma batedeira com gancho ou bacia misture todos os ingredientes secos. Adicione os ovos, o creme de leite e o leite morno aos poucos
2. Adicione o azeite e bata bem por cerca de 3 a 5 minutos até dar ponto
3. Em uma forma untada e enfarinhada, despeje a massa e espalhe com o auxílio de uma colher molhada na água para deixar a superfície do pão lisinha e arredondada
4. Cubra a massa para crescer por aproximadamente 30 minutos, ou até mais ou menos dobrar de tamanho. Pincele com ovo batido
5. Asse em forno preaquecido a 200°C por 40 minuto

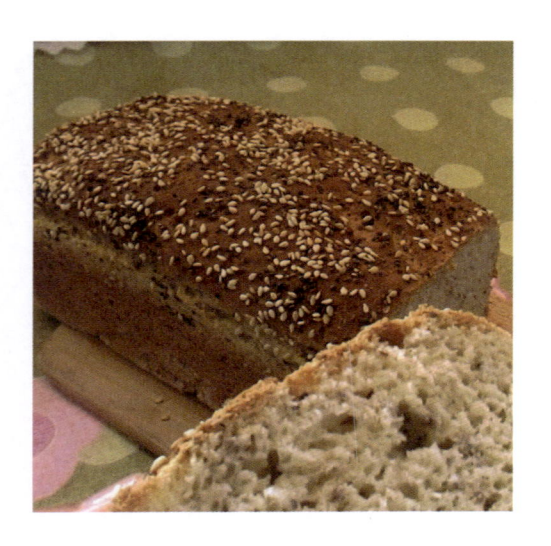

PÃO COM FARINHA DE GERGELIM

Ingredientes

- 150 g farinha de arroz
- 50 g amido de milho
- 50 g polvilho doce
- 60 g farinha de gergelim branco (semente de gergelim branco triturado bem fininho)
- 30 g farelo de aveia
- 1 colher sopa de chia
- 10 g fermento biológico seco instantâneo
- 30 g açúcar
- 5 g goma xantana
- 7 g fermento químico em pó
- 1/2 colher chá de sal
- 1 ovo
- 320 ml água morna
- 30 ml azeite ou óleo
- chia e gergelim branco para decorar (opcional)

Medidas da forma: 22 cm de comprimento x 11 cm de largura x 7 cm de altura

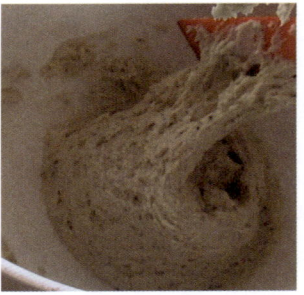

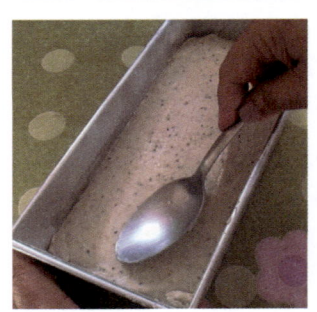

MODO DE PREPARO

1. Em uma batedeira com gancho ou bacia misture todos os ingredientes secos. Adicione o ovo e a água morna aos poucos
2. Adicione o azeite e bata bem por cerca de 3 a 5 minutos até dar ponto
3. Em uma forma untada e enfarinhada, despeje a massa e espalhe com o auxílio de uma colher molhada na água para deixar a superfície do pão lisinha e arredondada
4. Cubra a massa para crescer por aproximadamente 30 minutos, ou até mais ou menos dobrar de tamanho
5. Asse em forno preaquecido a 200°C por 45 minutos

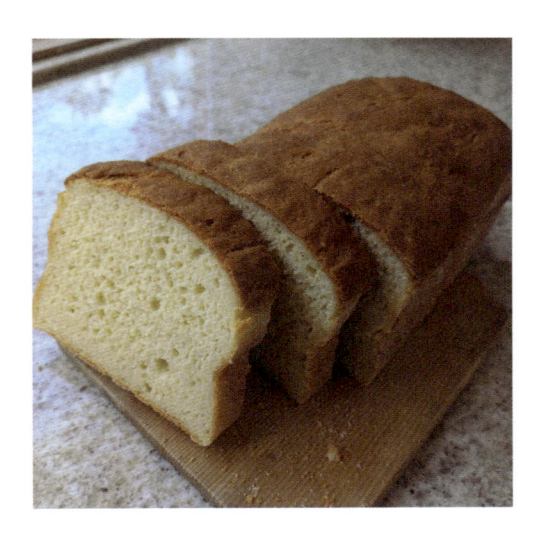

PÃO COM FARINHA DE GRÃO DE BICO

Ingredientes

- 150 g farinha de arroz
- 100 g farinha de grão de bico
- 60 g polvilho doce
- 60 g amido de milho
- 20 g açúcar
- 10 g fermento biológico seco
- 5 g goma xantana
- 7 g fermento químico em pó
- 1/2 colher chá de sal
- 1 ovo
- 350 ml água morna
- 50 ml azeite ou óleo

Medidas da forma: 22 cm de comprimento x 11 cm de largura x 7 cm de altura

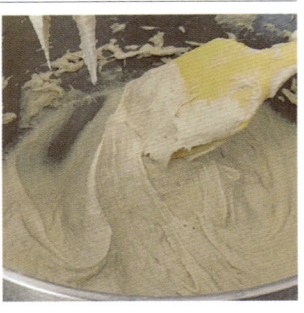

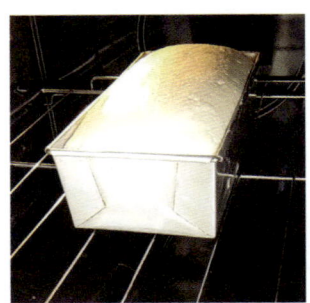

MODO DE PREPARO

1. Em uma batedeira com gancho ou bacia misture todos os ingredientes secos. Adicione o ovo e a água morna aos poucos
2. Adicione o azeite e bata bem por cerca de 3 a 5 minutos até dar ponto
3. Em uma forma untada e enfarinhada, despeje a massa e espalhe com o auxílio de uma colher molhada na água para deixar a superfície do pão lisinha e arredondada
4. Cubra a massa para crescer por aproximadamente 30 minutos, ou até mais ou menos dobrar de tamanho
5. Asse em forno preaquecido a 200°C por 45 minutos

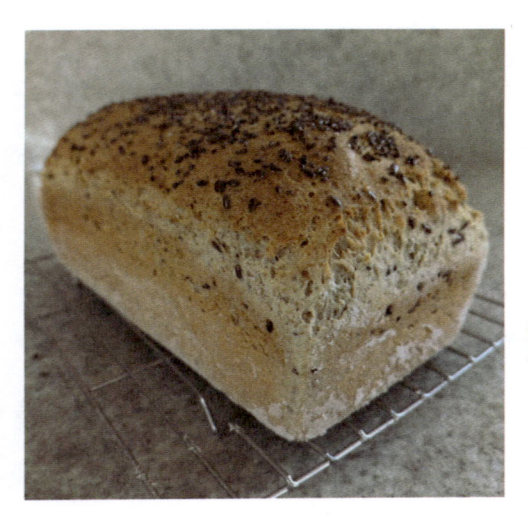

PÃO COM FARINHA DE LINHAÇA E LEITE DE COCO

Ingredientes

- 180 g farinha de arroz
- 80 g polvilho doce
- 90 g amido de milho
- 50 g farinha de linhaça dourada
- 10 g chia
- 20 g açúcar
- 10 g fermento biológico seco instantâneo
- 5 g goma xantana
- 7 g fermento químico em pó
- 1/2 colher chá de sal
- 1 ovo
- 200 ml leite de coco
- 250 ml água morna
- 30 ml azeite ou óleo
- sementes de linhaça e chia para decorar (opcional)

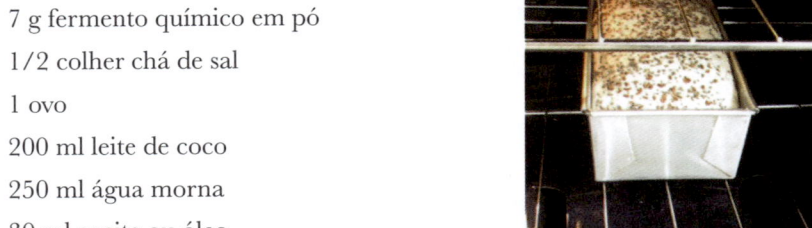

Medidas da forma: 22 cm de comprimento x 11 cm de largura x 7 cm de altura

MODO DE PREPARO

1. Em uma batedeira com gancho ou bacia misture todos os ingredientes secos. Adicione o ovo, o leite de coco e a água morna aos poucos
2. Adicione o azeite e bata bem por cerca de 3 a 5 minutos até dar ponto
3. Em uma forma untada e enfarinhada, despeje a massa e espalhe com o auxílio de uma colher molhada na água para deixar a superfície do pão lisinha e arredondada
4. Decore com sementes de linhaça e chia. Cubra a massa para crescer por aproximadamente 45 minutos, ou até mais ou menos dobrar de tamanho
5. Asse em forno preaquecido a 200°C por 45 minutos

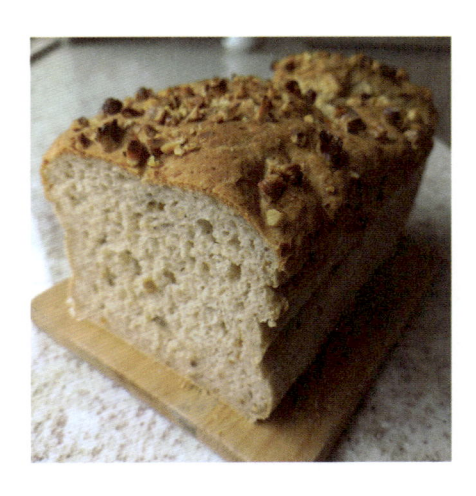

PÃO COM NOZES

Ingredientes

- 180 g farinha de arroz
- 90 g polvilho doce
- 75 g amido de milho
- 25 g açúcar
- 10 g fermento biológico seco instantâneo
- 6 g goma xantana
- 7 g fermento químico em pó
- 1/2 colher chá de sal
- 30 g farinha de linhaça dourada
- 30 g nozes picadas
- 1 ovo
- 450 ml água morna
- 50 ml azeite ou óleo
- nozes picadas para decorar (opcional)

Medidas da forma: 22 cm de comprimento x 11 cm de largura x 7 cm de altura

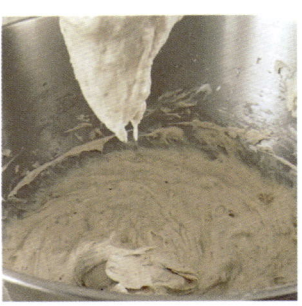

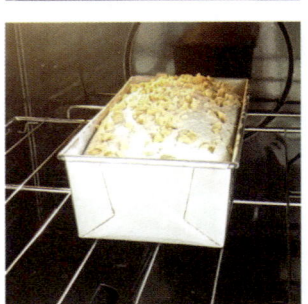

MODO DE PREPARO

1. Em uma batedeira com gancho ou bacia misture todos os ingredientes secos. Adicione o ovo e a água morna aos poucos
2. Adicione o azeite e bata bem por cerca de 3 a 5 minutos até dar ponto
3. Em uma forma untada e enfarinhada, despeje a massa e espalhe com o auxílio de uma colher molhada na água para deixar a superfície do pão lisinha e arredondada
4. Decore com nozes picadas e cubra a massa para crescer por aproximadamente 30 minutos, ou até mais ou menos dobrar de tamanho
5. Asse em forno preaquecido a 200°C por 50 minutos

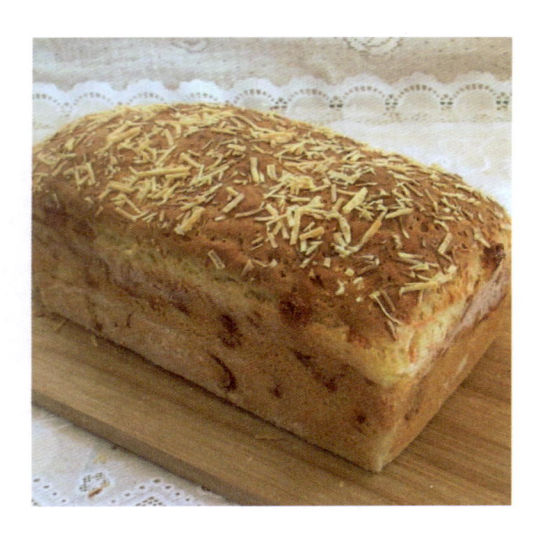

PÃO COM QUEIJO

Ingredientes

- 200 g farinha de arroz
- 50 g amido de milho
- 90 g polvilho doce
- 30 g fécula de batata
- 20 g açúcar
- 5 g goma xantana
- 7 g fermento químico em pó
- 10 g fermento biológico seco instantâneo
- 1 colher chá de sal
- 1 ovo
- 370 ml leite morno
- 20 ml azeite ou óleo
- 1 xícara chá de queijo muçarela picadinho
- queijo de sua preferência ralado para decorar

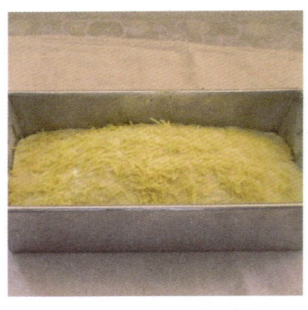

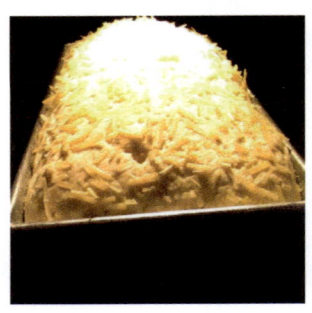

Medidas da forma: 22 cm de comprimento x 11 cm de largura x 7 cm de altura

MODO DE PREPARO

1. Em uma batedeira com gancho ou bacia misture todos os ingredientes secos. Adicione o ovo e o leite morno aos poucos
2. Adicione o azeite e bata bem por cerca de 3 a 5 minutos até dar ponto. Por último coloque o queijo muçarela picadinho e misture
3. Em uma forma untada e enfarinhada, despeje a massa e espalhe com o auxílio de uma colher molhada na água para deixar a superfície do pão lisinha e arredondada
4. Decore com queijo ralado de sua preferência. Cubra a massa para crescer por aproximadamente 30 minutos, ou até mais ou menos dobrar de tamanho
5. Asse em forno preaquecido a 200°C por 40 minutos

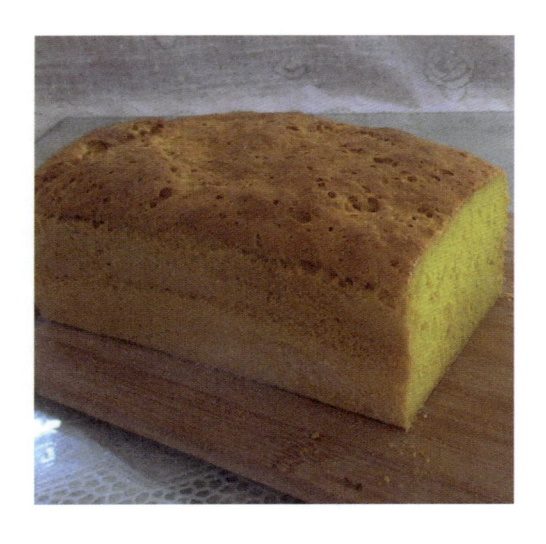

PÃO DE ABÓBORA CABOTIÁ

Ingredientes

- 200 g farinha de arroz
- 50 g amido de milho
- 90 g polvilho doce
- 40 g açúcar
- 10 g fermento biológico seco instantâneo
- 5 g goma xantana
- 7 g fermento químico em pó
- 1/2 colher chá de sal

No liquidificador

- 150 g abóbora cabotiá crua picada
- 1 ovo
- 50 ml azeite ou óleo
- 250 ml água morna

Medidas da forma: 22 cm de comprimento x 11 cm de largura x 7 cm de altura

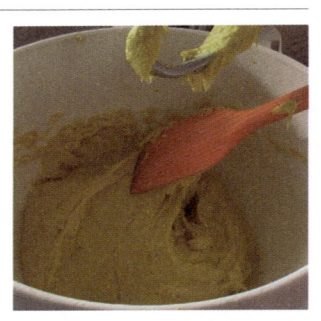

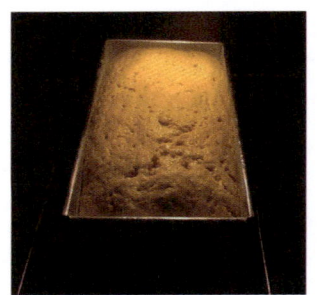

MODO DE PREPARO

1. Em uma batedeira com gancho ou bacia misture todos os ingredientes secos
2. No liquidificador: bata a abóbora cabotiá crua picada com o ovo, o azeite e a água morna. Depois adicione aos poucos à mistura dos secos
3. Bata bem por cerca de 3 a 5 minutos até dar ponto
4. Em uma forma untada e enfarinhada, despeje a massa e espalhe com o auxílio de uma colher molhada na água para deixar a superfície do pão lisinha e arredondada
5. Cubra a massa para crescer por aproximadamente 30 minutos, ou até mais ou menos dobrar de tamanho
6. Asse em forno preaquecido a 200°C por 45 minutos

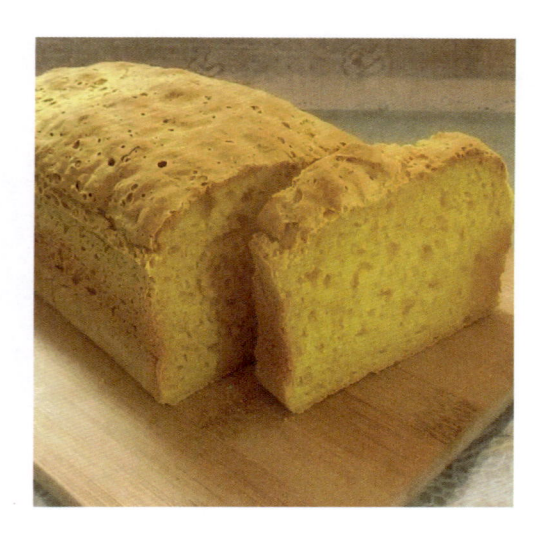

PÃO DE AÇAFRÃO

Ingredientes

- 200 g farinha de arroz
- 90 g polvilho doce
- 60 g amido de milho
- 30 g fécula de batata
- 30 g açúcar
- 10 g fermento biológico seco instantâneo
- 5 g goma xantana
- 7 g fermento químico em pó
- 7 g açafrão em pó
- 1/2 colher chá de sal
- 1 ovo
- 300 ml água morna
- 30 ml azeite ou óleo

Medidas da forma: 22 cm de comprimento x 11 cm de largura x 7 cm de altura

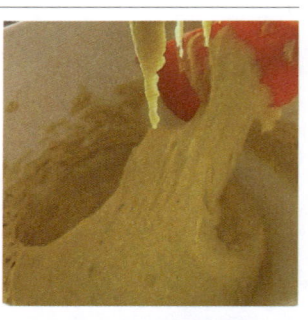

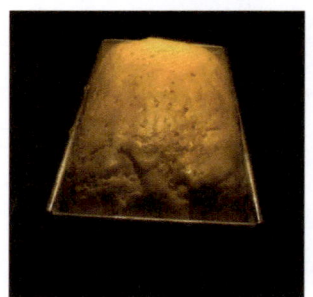

MODO DE PREPARO

1. Em uma batedeira com gancho ou bacia misture todos os ingredientes secos. Adicione o ovo e a água morna aos poucos
2. Adicione o azeite e bata bem por cerca de 3 a 5 minutos até dar ponto
3. Em uma forma untada e enfarinhada, despeje a massa e espalhe com o auxílio de uma colher molhada na água para deixar a superfície do pão lisinha e arredondada
4. Cubra a massa para crescer por aproximadamente 30 minutos, ou até mais ou menos dobrar de tamanho
5. Asse em forno preaquecido a 200°C por 45 minutos

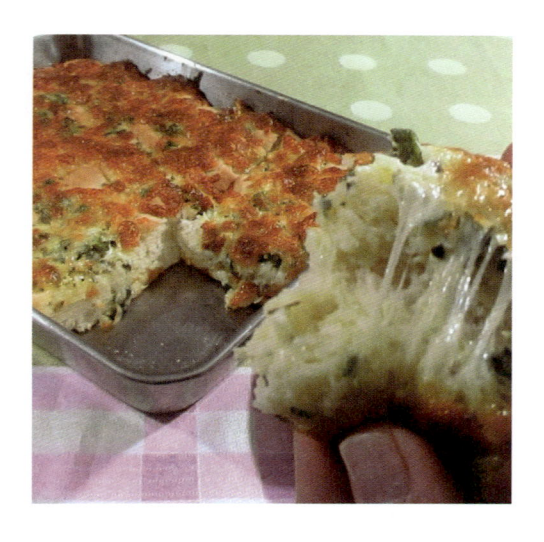

PÃO DE ALHO

Ingredientes - Massa

- 200 g farinha de arroz
- 20 g amido de milho
- 25 g polvilho doce
- 10 g açúcar
- 8 g fermento biológico seco instantâneo
- 4 g goma xantana
- 5 g fermento químico em pó
- 1/2 colher chá de sal
- 1 ovo
- 270 ml água morna
- 30 ml óleo ou azeite

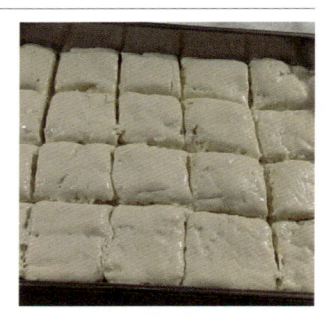

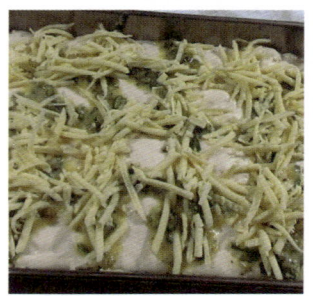

Ingredientes - Cobertura

- 1 colher sopa de manteiga derretida
- 3 colheres chá de alho amassado ou triturado
- 1 pitada de sal

- orégano a gosto
- 1 colher sopa de maionese
- 1 ovo batido
- cebolinha picada a gosto
- queijo muçarela ralado

Tamanho da forma: 25 cm de comprimento x 20 cm de largura

MODO DE PREPARO

1. Em uma batedeira com gancho ou bacia misture todos os ingredientes secos. Adicione o ovo e a água morna aos poucos
2. Adicione o óleo e bata bem por cerca de 3 a 5 minutos até dar ponto
3. Em uma forma untada com óleo ou azeite despeje a massa e espalhe com o auxílio de uma colher molhada na água
4. Cubra a massa para crescer por aproximadamente 30 minutos, ou até mais ou menos dobrar de tamanho. Depois, faça cortes quadriculados com uma espátula molhada na água para não grudar
5. Coloque a cobertura (mistura da manteiga derretida com o alho, o sal, o orégano, a maionese, o ovo e a cebolinha picada) seguindo esses cortes e finalize com queijo muçarela ralado
6. Asse em forno preaquecido a 230°C por 30 minutos

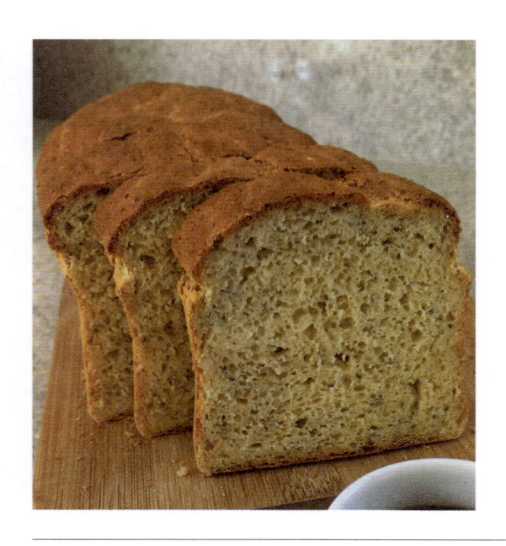

PÃO DE BANANA

Ingredientes

- 220 g farinha de arroz
- 80 g amido de milho
- 80 g polvilho doce
- 30 g açúcar
- 10 g chia
- 10 g fermento biológico seco instantâneo
- 5 g goma xantana
- 7 g fermento químico em pó
- 1/2 colher chá de sal
- 2 bananas caturras médias bem maduras e amassadas (aproximadamente 250g)
- 1 ovo pequeno
- 250 ml água morna
- 30 ml azeite ou óleo

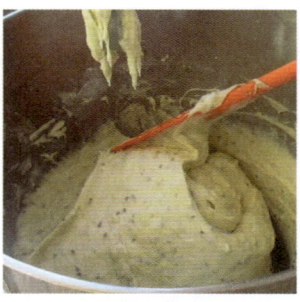

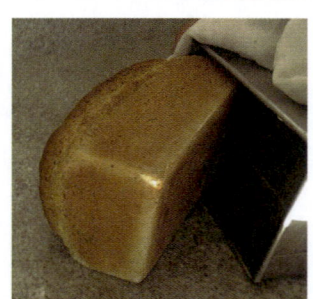

Medidas da forma: 22 cm de comprimento x 11 cm de largura x 7 cm de altura

MODO DE PREPARO

1. Em uma batedeira com gancho ou bacia misture todos os ingredientes secos. Adicione as bananas amassadas, o ovo pequeno e a água morna aos poucos
2. Adicione o azeite e bata bem por cerca de 3 a 5 minutos até dar ponto
3. Em uma forma untada e enfarinhada, despeje a massa e espalhe com o auxílio de uma colher molhada na água para deixar a superfície do pão lisinha e arredondada
4. Cubra a massa para crescer por aproximadamente 30 minutos, ou até mais ou menos dobrar de tamanho
5. Asse em forno preaquecido a 200°C por 45 minutos

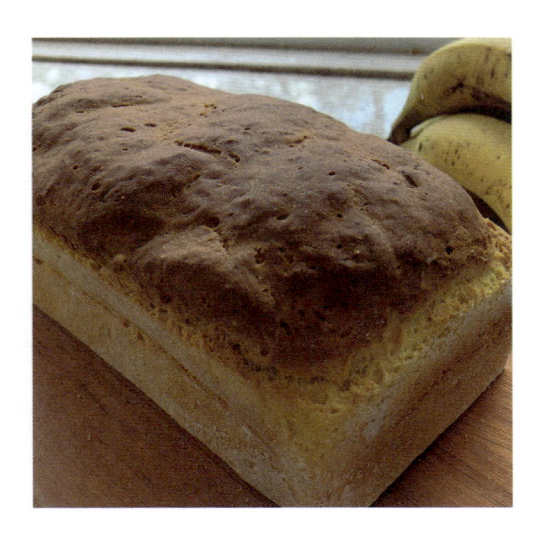

PÃO DE BANANA SEM AÇÚCAR REFINADO

Ingredientes

- 200 g farinha de arroz
- 60 g amido de milho
- 80 g polvilho doce
- 10 g fermento biológico seco instantâneo
- 6 g goma xantana
- 7 g fermento químico em pó
- 1 colher chá rasa de sal
- 1 banana caturra média amassada (aproximadamente 180g)
- 2 ovos
- 40 g mel (aproximadamente 2 colheres de sopa)
- 200 ml água morna
- 50 ml azeite ou óleo

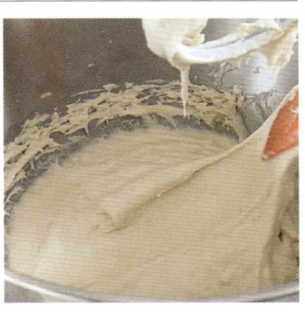

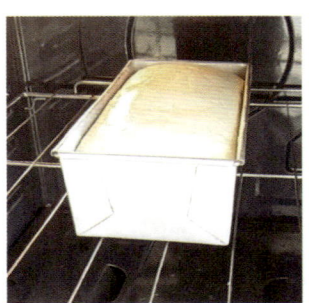

Medidas da forma: 22 cm de comprimento x 11 cm de largura x 7 cm de altura

MODO DE PREPARO

1. Em uma batedeira com gancho ou bacia misture todos os ingredientes secos. Adicione a banana média amassada, os ovos, o mel e a água morna aos poucos
2. Adicione o azeite e bata bem por cerca de 3 a 5 minutos até dar ponto
3. Em uma forma untada e enfarinhada, despeje a massa e espalhe com o auxílio de uma colher molhada na água para deixar a superfície do pão lisinha e arredondada
4. Cubra a massa para crescer por aproximadamente 30 minutos ou até quase dobrar de tamanho
5. Asse em forno preaquecido a 200°C por 45 minutos

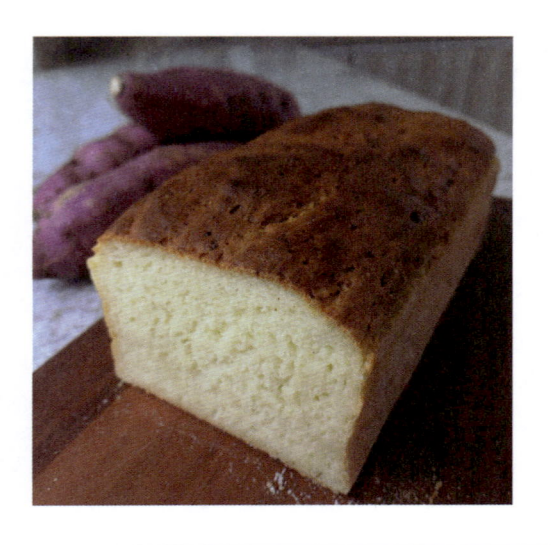

PÃO DE BATATA DOCE SEM AÇÚCAR REFINADO

Ingredientes

- 200 g farinha de arroz
- 70 g amido de milho
- 90 g polvilho doce
- 10 g fermento biológico seco instantâneo
- 5 g goma xantana
- 7 g fermento químico em pó
- 3 g sal
- 50 g mel
- 200 g batata doce cozida e amassada (fria)
- 1 ovo
- 250 ml água morna
- 50 ml azeite ou óleo
- ovo batido para pincelar

Medidas da forma: 22 cm de comprimento x 11 cm de largura x 7 cm de altura

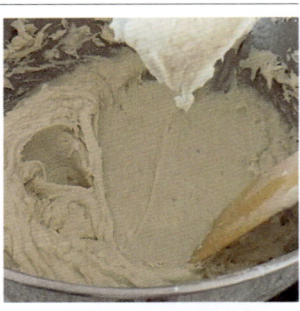

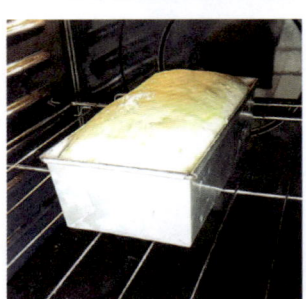

MODO DE PREPARO

1. Em uma batedeira com gancho ou bacia misture todos os ingredientes secos. Adicione o mel, a batata doce cozida e amassada (fria), o ovo e a água morna aos poucos

2. Adicione o azeite e bata bem por cerca de 3 a 5 minutos até dar ponto

3. Em uma forma untada e enfarinhada, despeje a massa e espalhe com o auxílio de uma colher molhada na água para deixar a superfície do pão lisinha e arredondada

4. Cubra a massa para crescer por aproximadamente 30 minutos, ou até mais ou menos dobrar de tamanho. Pincele com ovo batido

5. Asse em forno preaquecido a 200°C por cerca de 45 a 50 minutos

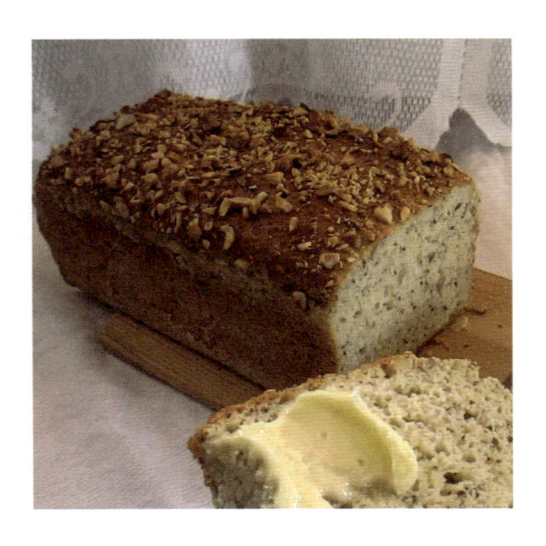

PÃO DE CASTANHA

Ingredientes

- 100 g farinha de arroz
- 100 g farinha de arroz integral
- 20 g fécula de batata
- 50 g amido de milho
- 50 g polvilho doce
- 10 g chia
- 20 g farelo de aveia
- 1 xícara chá de castanha do pará picada
- 10 g fermento biológico seco instantâneo
- 5 g goma xantana
- 7 g fermento químico em pó
- 1/2 colher chá de sal
- 40 g açúcar
- 2 ovos
- 350 ml água morna
- 30 ml óleo ou azeite
- ovo batido para pincelar
- castanha do pará picada para decorar (opcional)

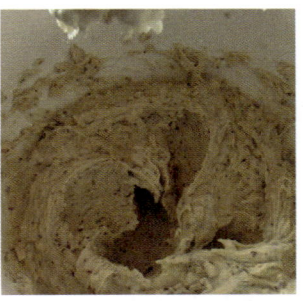

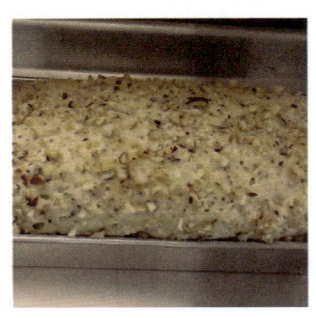

Medidas da forma: 22 cm de comprimento x 11 cm de largura x 7 cm de altura

MODO DE PREPARO

1. Em uma batedeira com gancho ou bacia misture todos os ingredientes secos. Adicione os ovos e a água morna aos poucos
2. Adicione o óleo e bata bem por cerca de 3 a 5 minutos até dar ponto
3. Em uma forma untada e enfarinhada, despeje a massa e espalhe com o auxílio de uma colher molhada na água para deixar a superfície do pão lisinha e arredondada
4. Pincele com ovo batido e decore com castanha do pará picada. Cubra a massa para crescer por aproximadamente 30 minutos, ou até mais ou menos dobrar de tamanho
5. Asse em forno preaquecido a 200°C por 40 minutos

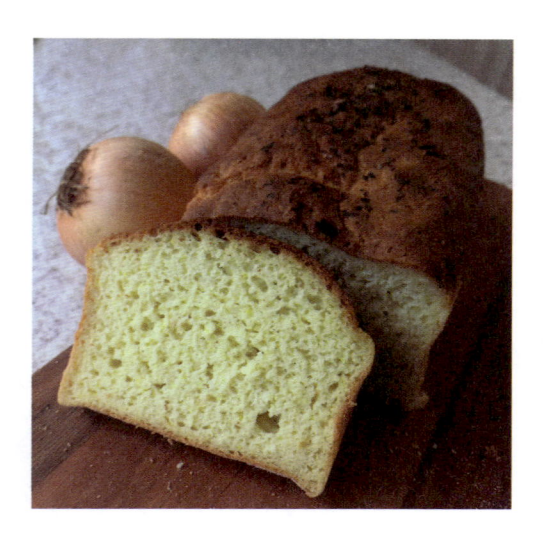

PÃO DE CEBOLA

Ingredientes

- 200 g farinha de arroz
- 70 g polvilho doce
- 50 g amido de milho
- 20 g açúcar
- 10 g fermento biológico seco instantâneo
- 5 g goma xantana
- 7 g fermento químico em pó
- 20 g creme de cebola
- cebolinha desidratada para decorar (opcional)
- manteiga para pincelar

No liquidificador

- 100 g cebola crua picada
- 1 ovo
- 50 ml azeite ou óleo
- 250 ml leite morno

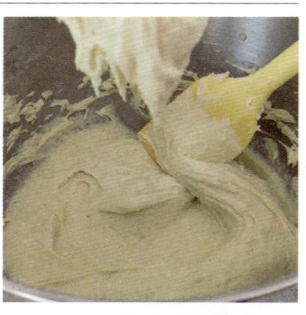

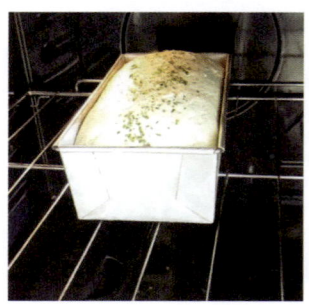

Medidas da forma: 22 cm de comprimento x 11 cm de largura x 7 cm de altura

MODO DE PREPARO

1. Em uma batedeira com gancho ou bacia misture todos os ingredientes secos
2. No liquidificador: bata a cebola crua picada com o ovo, o azeite e o leite morno. Depois adicione aos poucos à mistura dos secos
3. Bata bem por cerca de 3 a 5 minutos até dar ponto
4. Em uma forma untada e enfarinhada, despeje a massa e espalhe com o auxílio de uma colher molhada na água para deixar a superfície do pão lisinha e arredondada
5. Decore com cebolinha desidratada e cubra a massa para crescer por aproximadamente 30 minutos, ou até mais ou menos dobrar de tamanho
6. Asse em forno preaquecido a 200°C por 45 minutos
7. Desenforme o pão e passe manteiga por cima

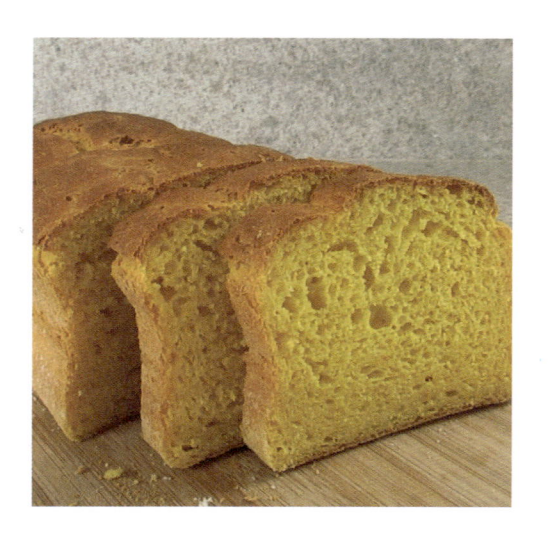

PÃO DE CENOURA

Ingredientes

- 220 g farinha de arroz
- 90 g polvilho doce
- 50 g amido de milho
- 40 g açúcar
- 10 g fermento biológico seco instantâneo
- 7 g fermento químico em pó
- 5 g goma xantana
- 1/2 colher chá de sal

No liquidificador

- 150 g cenoura crua picada
- 1 ovo
- 50 ml azeite ou óleo
- 250 ml água morna

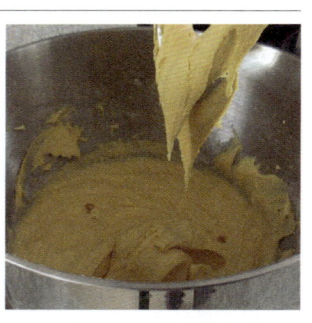

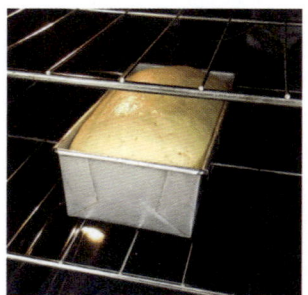

Medidas da forma: 22 cm de comprimento x 11 cm de largura x 7 cm de altura

MODO DE PREPARO

1. Em uma batedeira com gancho ou bacia misture todos os ingredientes secos
2. No liquidificador: bata a cenoura crua picada com o ovo, o azeite e a água morna. Depois adicione aos poucos à mistura dos secos
3. Bata bem por cerca de 3 a 5 minutos até dar ponto
4. Em uma forma untada e enfarinhada, despeje a massa e espalhe com o auxílio de uma colher molhada na água para deixar a superfície do pão lisinha e arredondada
5. Cubra a massa para crescer por aproximadamente 30 minutos, ou até mais ou menos dobrar de tamanho
6. Asse em forno preaquecido a 200°C por 45 minutos

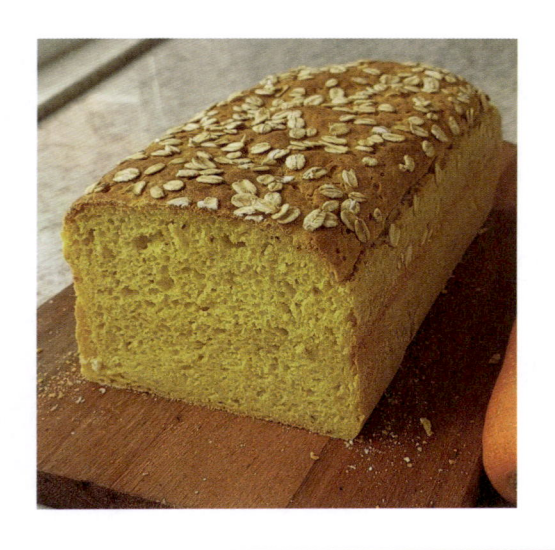

PÃO DE CENOURA COM AVEIA SEM AÇÚCAR REFINADO

Ingredientes

- 180 g farinha de arroz
- 50 g amido de milho
- 70 g polvilho doce
- 50 g flocos finos de aveia
- 10 g fermento biológico seco instantâneo
- 6 g goma xantana
- 7 g fermento químico em pó
- 1/2 colher chá de sal
- 40 g mel (aproximadamente 2 colheres de sopa)
- flocos grossos de aveia para decorar (opcional)

No liquidificador

- 100 g cenoura crua picada
- 50 ml azeite ou óleo
- 1 ovo
- 270 ml água morna

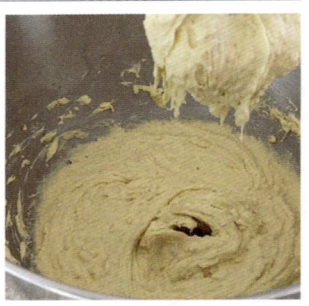

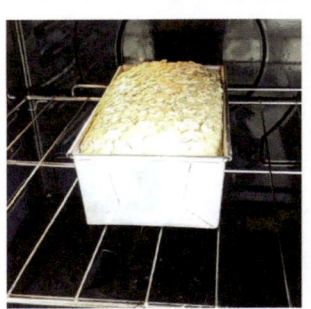

Medidas da forma: 22 cm de comprimento x 11 cm de largura x 7 cm de altura

MODO DE PREPARO

1. Em uma batedeira com gancho ou bacia misture todos os ingredientes secos
2. No liquidificador: bata a cenoura crua picada com o ovo, o azeite e a água morna. Depois adicione aos poucos à mistura dos secos
3. Adicione o mel e bata bem por cerca de 3 a 5 minutos até dar ponto
4. Em uma forma untada e enfarinhada, despeje a massa e espalhe com o auxílio de uma colher molhada na água para deixar a superfície do pão lisinha e arredondada
5. Decore com flocos grossos de aveia e cubra a massa para crescer por aproximadamente 30 minutos, ou até mais ou menos dobrar de tamanho
6. Asse em forno preaquecido a 200°C por 45 minutos

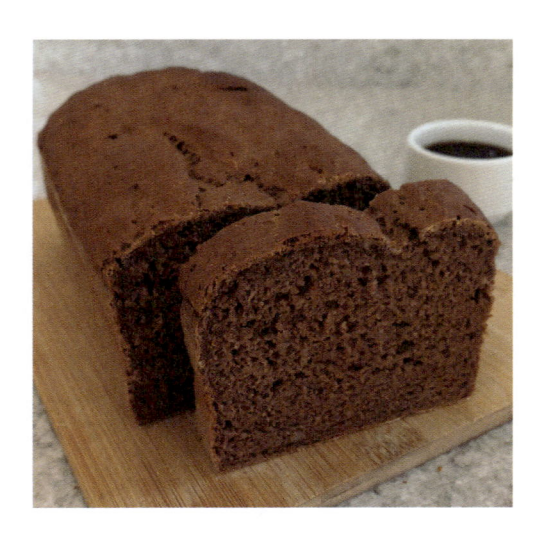

PÃO DE ESPECIARIAS

Ingredientes

- 200 g farinha de arroz
- 90 g polvilho doce
- 70 g amido de milho
- 20 g fécula de batata
- 60 g castanha do pará triturada
- 1 colher chá de cravo em pó
- 1 colher sobremesa de canela em pó
- 1 colher sobremesa de gengibre em pó
- 20 g chocolate em pó (50% cacau)
- 40 g açúcar
- 10 g fermento biológico seco instantâneo
- 5 g goma xantana
- 7 g fermento químico em pó
- 1/2 colher chá de sal
- 1 ovo
- 350 ml água morna
- 30 ml azeite ou óleo

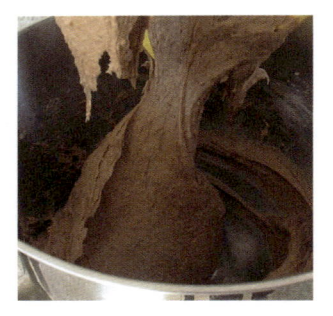

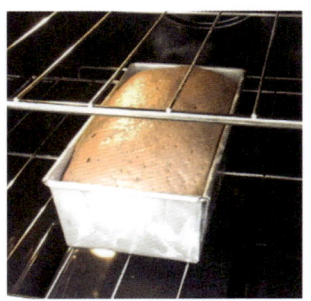

Medidas da forma: 22 cm de comprimento x 11 cm de largura x 7 cm de altura

MODO DE PREPARO

1. Em uma batedeira com gancho ou bacia misture todos os ingredientes secos. Adicione o ovo e a água morna aos poucos
2. Adicione o azeite e bata bem por cerca de 3 a 5 minutos até dar ponto
3. Em uma forma untada e enfarinhada, despeje a massa e espalhe com o auxílio de uma colher molhada na água para deixar a superfície do pão lisinha e arredondada
4. Cubra a massa para crescer por aproximadamente 40 minutos, ou até mais ou menos dobrar de tamanho
5. Asse em forno preaquecido entre 190°C e 200°C por 45 minutos

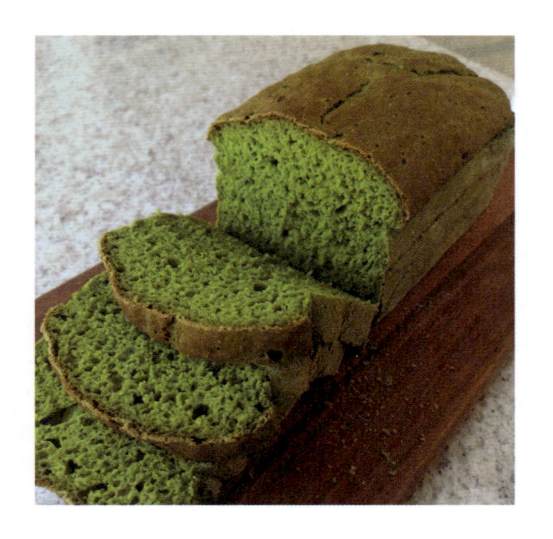

PÃO DE ESPINAFRE SEM AÇÚCAR REFINADO

Ingredientes

- 200 g farinha de arroz
- 90 g polvilho doce
- 50 g amido de milho
- 30 g fécula de batata
- 10 g fermento biológico seco instantâneo
- 6 g goma xantana
- 7 g fermento químico em pó
- 4 g sal
- 40 g mel

No liquidificador

- 90 g espinafre fervido e espremido[6]
- 1 ovo
- 50 ml azeite ou óleo
- 300 ml água morna

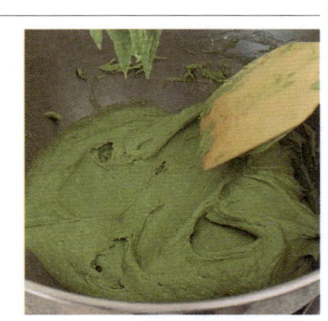

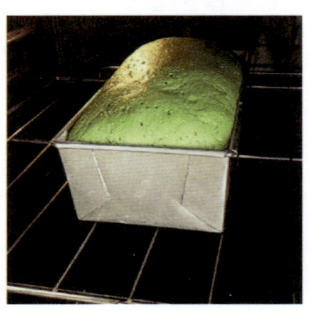

Medidas da forma: 22 cm de comprimento x 11 cm de largura x 7 cm de altura

---

[6] Como ferver o espinafre: primeiro coloque uma panela com água para ferver. Em seguida coloque as folhas de espinafre e deixe fervendo por aproximadamente 3 minutos. Escorra e coloque na água fria para cortar o cozimento. Esprema bem para retirar o excesso de água e pique.

MODO DE PREPARO

1. Em uma batedeira com gancho ou bacia misture todos os ingredientes secos
2. No liquidificador: bata o espinafre fervido e espremido com o ovo, o azeite e a água morna. Depois adicione aos poucos à mistura dos secos junto com o mel
3. Bata bem por cerca de 3 a 5 minutos até dar ponto
4. Em uma forma untada e enfarinhada, despeje a massa e espalhe com o auxílio de uma colher molhada na água para deixar a superfície do pão lisinha e arredondada
5. Cubra a massa para crescer por aproximadamente 20 minutos, ou até mais ou menos dobrar de tamanho
6. Asse em forno preaquecido a 200°C por 45 minutos

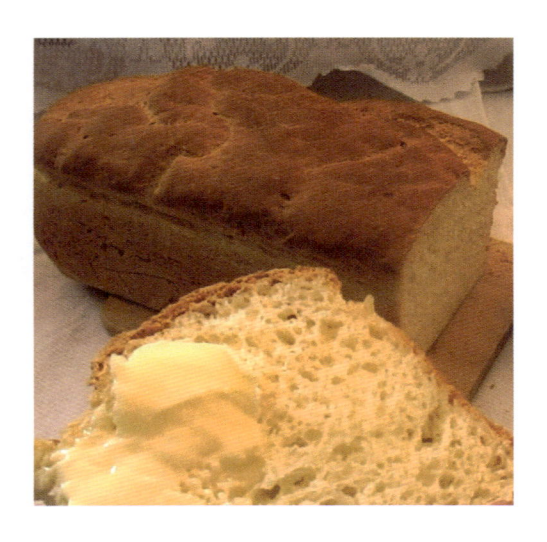

PÃO DE FORMA

Ingredientes

- 150 g farinha de arroz
- 100 g amido de milho
- 90 g polvilho doce
- 30 g açúcar
- 10 g fermento biológico seco instantâneo
- 5 g goma xantana
- 7 g fermento químico em pó
- 1/2 colher chá de sal
- 2 ovos
- 230 ml água morna
- 60 g manteiga em temperatura ambiente

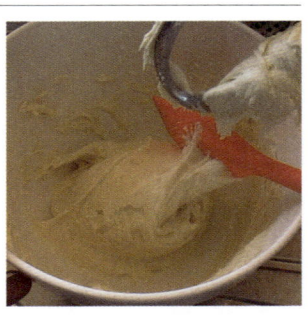

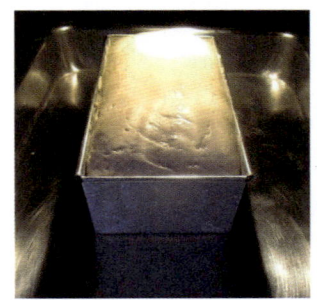

  Medidas da forma: 22 cm de comprimento x 11 cm de largura x 7 cm de altura

MODO DE PREPARO

1. Em uma batedeira com gancho ou bacia misture todos os ingredientes secos. Adicione os ovos e a água morna aos poucos

2. Adicione a manteiga em temperatura ambiente e bata bem por cerca de 3 a 5 minutos até dar ponto

3. Em uma forma untada e enfarinhada, despeje a massa e espalhe com o auxílio de uma colher molhada na água para deixar a superfície do pão lisinha e arredondada

4. Cubra a massa para crescer por aproximadamente 30 minutos, ou até mais ou menos dobrar de tamanho

5. Asse em forno preaquecido a 200°C por 40 minutos

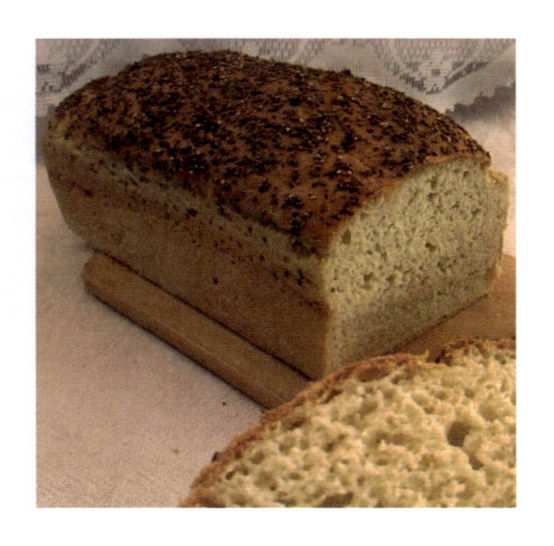

PÃO DE FORMA INTEGRAL

Ingredientes

- 200 g farinha de arroz integral
- 50 g amido de milho
- 50 g polvilho doce
- 30 g fécula de batata
- 30 g açúcar
- 10 g fermento biológico seco instantâneo
- 1/2 colher chá de sal
- 5 g goma xantana
- 7 g fermento químico em pó
- 2 ovos
- 400 ml água morna
- 50 ml azeite ou óleo
- ovo batido para pincelar
- semente de linhaça marrom e chia para decorar (opcional)

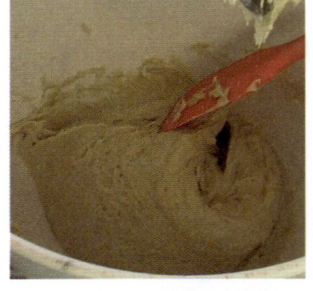

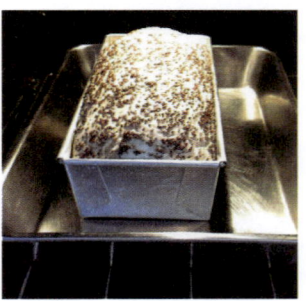

Medidas da forma: 22 cm de comprimento x 11 cm de largura x 7 cm de altura

MODO DE PREPARO

1. Em uma batedeira com gancho ou bacia misture todos os ingredientes secos. Adicione os ovos e a água morna aos poucos
2. Adicione o azeite e bata bem por cerca de 3 a 5 minutos até dar ponto
3. Em uma forma untada e enfarinhada, despeje a massa e espalhe com o auxílio de uma colher molhada na água para deixar a superfície do pão lisinha e arredondada
4. Pincele com ovo batido e decore com semente de linhaça marrom e chia. Cubra a massa para crescer por cerca de 30 a 50 minutos, ou até mais ou menos dobrar de tamanho
5. Asse em forno preaquecido a 200°C por 40 minutos

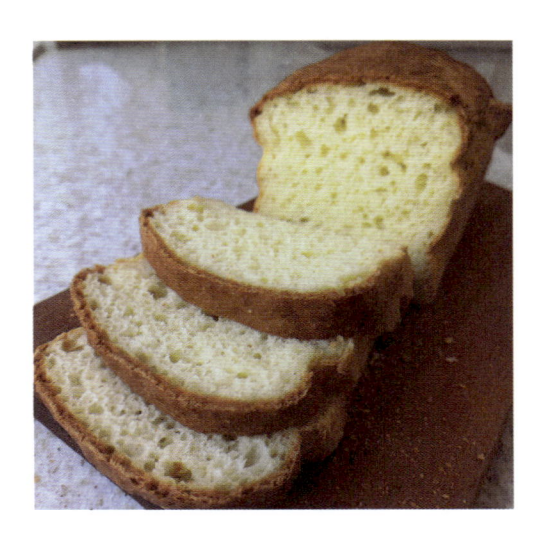

PÃO DE FORMA SEM BATEDEIRA

Ingredientes

- 3 ovos
- 50 ml azeite ou óleo
- 240 ml água morna
- 150 g farinha de arroz
- 90 g polvilho doce
- 50 g amido de milho
- 40 g fécula de batata
- 10 g fermento biológico seco instantâneo
- 5 g goma xantana
- 7 g fermento químico em pó
- 30 g açúcar
- 3 g sal

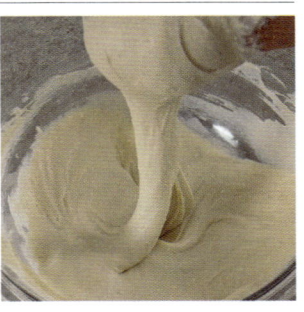

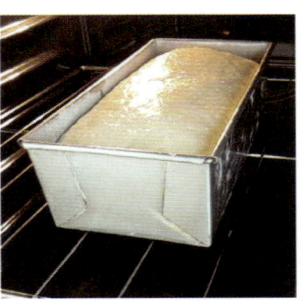

Medidas da forma: 22 cm de comprimento x 11 cm de largura x 7 cm de altura

MODO DE PREPARO

1. Em uma bacia bata os ovos com o azeite e a água morna, reserve
2. Em outra bacia faça a mistura dos ingredientes secos e adicione aos poucos à mistura dos líquidos (se preferir pode fazer o processo inverso, adicionar os líquidos aos poucos à mistura dos secos até dar ponto)
3. Bata bem por 10 minutos à mão ou até dar ponto (pode usar um fuê no começo e conforme a massa for ficando mais pesada, utilize uma colher de pau para bater)
4. Em uma forma untada e enfarinhada, despeje a massa e espalhe com o auxílio de uma colher molhada na água para deixar a superfície do pão lisinha e arredondada
5. Cubra a massa para crescer por aproximadamente 30 minutos, ou até quase dobrar de tamanho
6. Asse em forno preaquecido a 200°C por 45 minutos

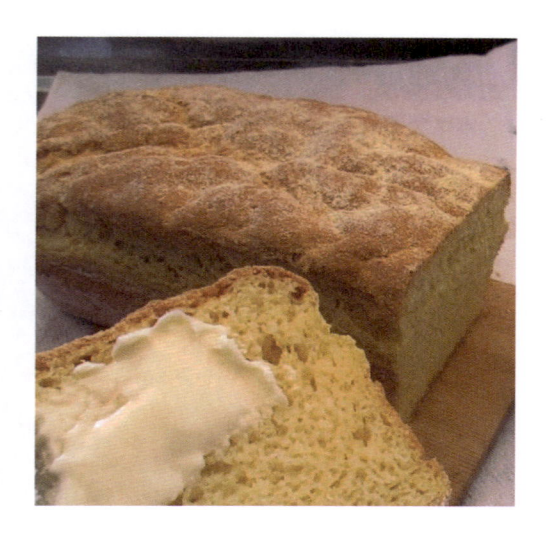

PÃO DE FUBÁ

Ingredientes

- 150 g fubá
- 50 g farinha de arroz
- 70 g amido de milho
- 70 g polvilho doce
- 20 g fécula de batata
- 30 g açúcar
- 5 g goma xantana
- 7 g fermento químico em pó
- 10 g fermento biológico seco instantâneo
- 1/2 colher chá de sal
- 1 ovo
- 350 ml água morna
- 50 ml óleo ou azeite
- fubá para decorar (opcional)

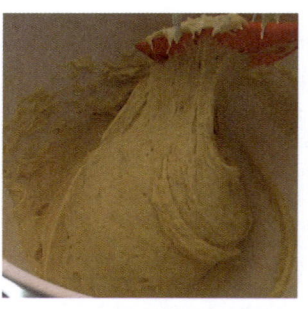

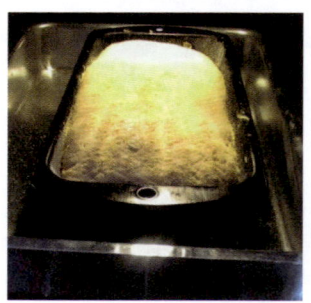

Medidas da forma: 23 cm de comprimento x 11 cm de largura x 7 cm de altura

MODO DE PREPARO

1. Em uma batedeira com gancho ou bacia misture todos os ingredientes secos. Adicione o ovo e a água morna aos poucos
2. Adicione o óleo e bata bem por cerca de 3 a 5 minutos até dar ponto
3. Em uma forma untada e enfarinhada, despeje a massa e espalhe com o auxílio de uma colher molhada na água para deixar a superfície do pão lisinha e arredondada
4. Polvilhe fubá sobre o pão e cubra a massa para crescer por aproximadamente 30 minutos, ou até mais ou menos dobrar de tamanho
5. Asse em forno preaquecido a 200°C por 40 minutos

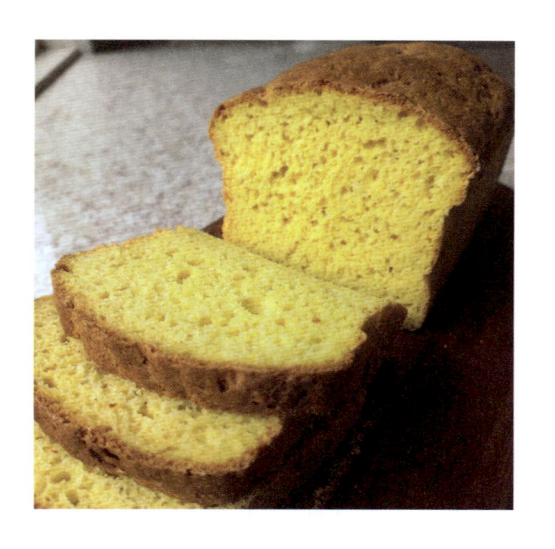

PÃO DE FUBÁ COM BATATA DOCE

Ingredientes

- 200 g fubá
- 100 g polvilho doce
- 60 g amido de milho
- 10 g fermento biológico seco instantâneo
- 6 g goma xantana
- 7 g fermento químico em pó
- 40 g açúcar
- 3 g sal

No liquidificador

- 160 g batata doce crua e picada
- 50 ml azeite ou óleo
- 2 ovos
- 150 ml água morna

Medidas da forma: 22 cm de comprimento x 11 cm de largura x 7 cm de altura

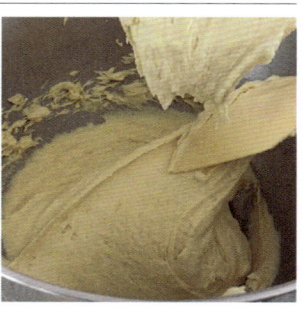

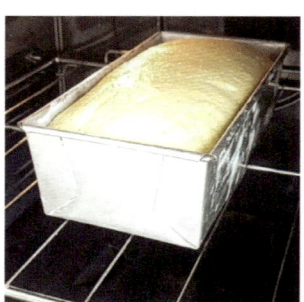

MODO DE PREPARO

1. Em uma batedeira com gancho ou bacia misture todos os ingredientes secos
2. No liquidificador: bata a batata doce crua picada com o azeite, os ovos e a água morna. Depois adicione aos poucos à mistura dos secos
3. Bata bem por cerca de 3 a 5 minutos até dar ponto
4. Em uma forma untada e enfarinhada, despeje a massa e espalhe com o auxílio de uma colher molhada na água para deixar a superfície do pão lisinha e arredondada
5. Cubra a massa para crescer por aproximadamente 20 minutos, ou até mais ou menos dobrar de tamanho
6. Asse em forno preaquecido a 200°C por 45 minutos

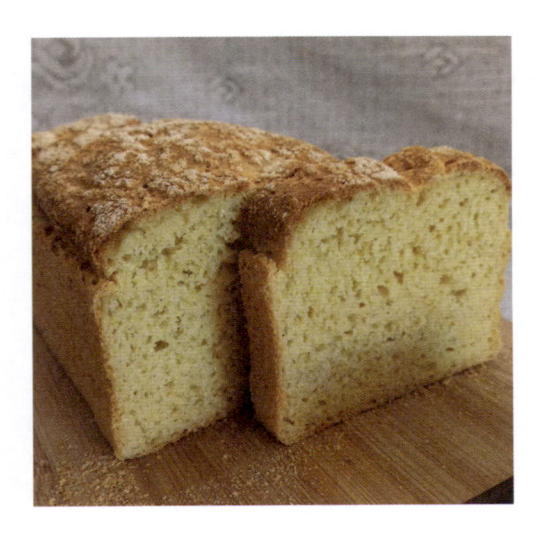

PÃO DE FUBÁ INTEGRAL

Ingredientes

- 160 g fubá
- 80 g farinha de arroz integral
- 70 g amido de milho
- 70 g polvilho doce
- 30 g fécula de batata
- 30 g açúcar
- 10 g fermento biológico seco instantâneo
- 5 g goma xantana
- 7 g fermento químico em pó
- 1 colher chá rasa de sal
- 2 ovos
- 300 ml água morna
- 50 ml azeite ou óleo
- fubá para polvilhar por cima do pão

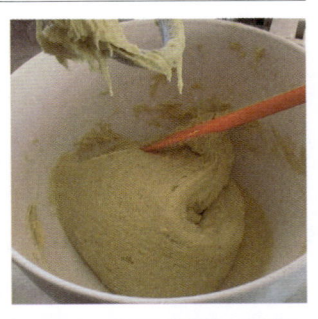

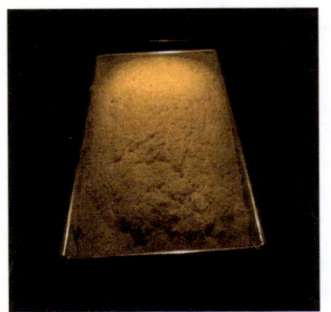

Medidas da forma: 22 cm de comprimento x 11 cm de largura x 7 cm de altura

MODO DE PREPARO

1. Em uma batedeira com gancho ou bacia misture todos os ingredientes secos. Adicione os ovos e a água morna aos poucos
2. Adicione o azeite e bata bem por cerca de 3 a 5 minutos até dar ponto
3. Em uma forma untada e enfarinhada, despeje a massa e espalhe com o auxílio de uma colher molhada na água para deixar a superfície do pão lisinha e arredondada
4. Polvilhe fubá por cima e cubra a massa para crescer por aproximadamente 30 minutos, ou até mais ou menos dobrar de tamanho
5. Asse em forno preaquecido a 200°C por 45 minutos

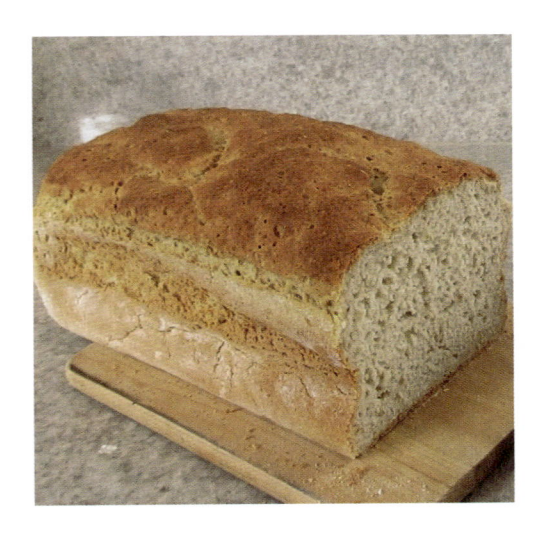

PÃO DE INHAME

Ingredientes

- 150 g farinha de arroz
- 50 g polvilho doce
- 80 g amido de milho
- 50 g farinha de linhaça dourada
- 20 g açúcar
- 10 g fermento biológico seco instantâneo
- 7 g fermento químico em pó
- 5 g goma xantana
- 1/2 colher chá de sal

No liquidificador

- 160 g inhame cru picado
- 2 ovos
- 30 ml azeite ou óleo
- 250 ml água morna

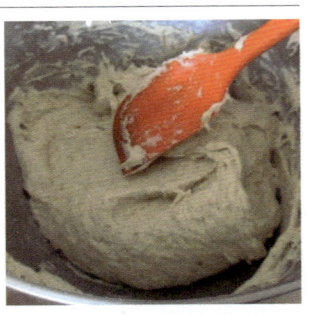

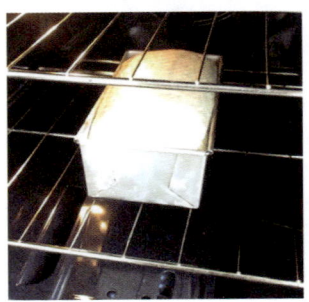

Medidas da forma: 22 cm de comprimento x 11 cm de largura x 7 cm de altura

MODO DE PREPARO

1. Em uma batedeira com gancho ou bacia misture todos os ingredientes secos
2. No liquidificador: bata o inhame cru picado com os ovos, o azeite e a água morna. Depois adicione aos poucos à mistura dos secos
3. Bata bem por cerca de 3 a 5 minutos até dar ponto
4. Em uma forma untada e enfarinhada, despeje a massa e espalhe com o auxílio de uma colher molhada na água para deixar a superfície do pão lisinha e arredondada
5. Cubra a massa para crescer por aproximadamente 30 minutos, ou até mais ou menos dobrar de tamanho
6. Asse em forno preaquecido a 200°C por 45 minutos

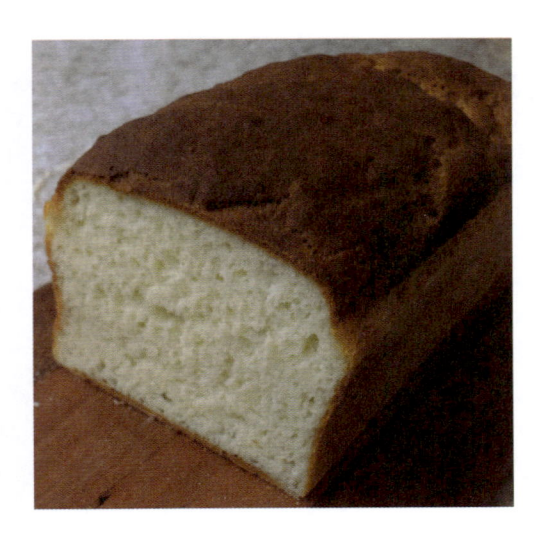

PÃO DE IOGURTE

Ingredientes

- 200 g farinha de arroz
- 80 g polvilho doce
- 50 g amido de milho
- 30 g açúcar
- 10 g fermento biológico seco instantâneo
- 6 g goma xantana
- 7 g fermento químico em pó
- 1/2 colher chá de sal
- 1 ovo
- 1 copo de iogurte natural (165 g)
- 250 ml leite morno
- 50 ml azeite ou óleo

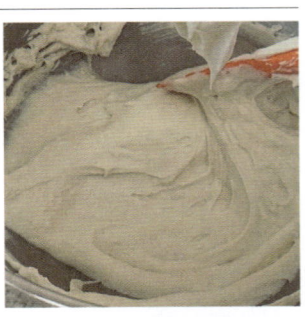

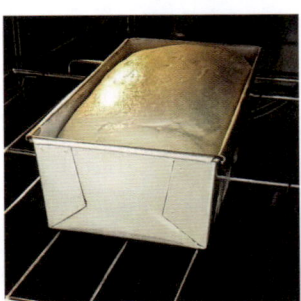

Medidas da forma: 22 cm de comprimento x 11 cm de largura x 7 cm de altura

MODO DE PREPARO

1. Em uma batedeira com gancho ou bacia misture todos os ingredientes secos. Adicione o ovo, o iogurte natural e o leite morno aos poucos
2. Adicione o azeite e bata bem por cerca de 3 a 5 minutos até dar ponto
3. Em uma forma untada e enfarinhada, despeje a massa e espalhe com o auxílio de uma colher molhada na água para deixar a superfície do pão lisinha e arredondada
4. Cubra a massa para crescer por aproximadamente 30 minutos, ou até mais ou menos dobrar de tamanho
5. Asse em forno preaquecido a 200°C por 45 minutos

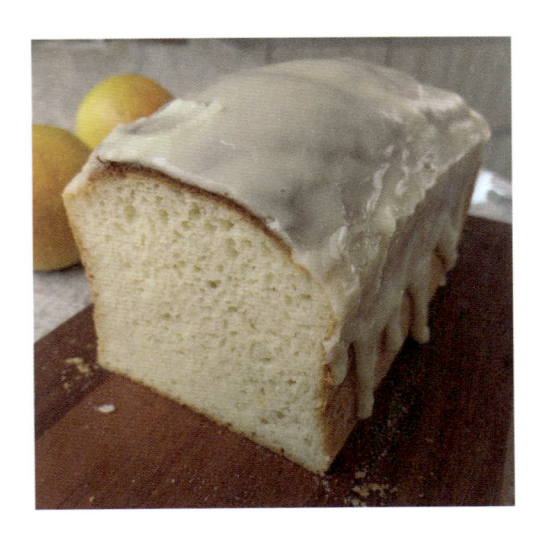

PÃO DE LARANJA

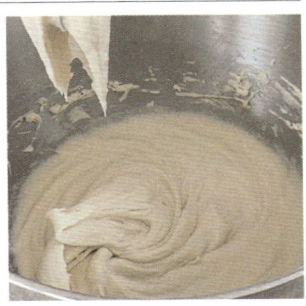

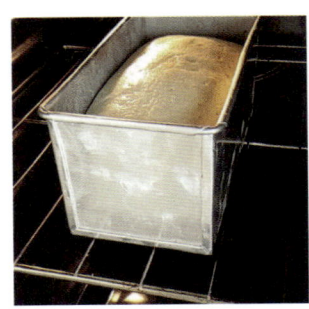

Ingredientes - Massa

- 200 g farinha de arroz
- 90 g polvilho doce
- 60 g amido de milho
- 10 g fermento biológico seco instantâneo
- 6 g goma xantana
- 7 g fermento químico em pó
- 50 g açúcar
- 3 g sal
- 1 colher chá de essência de laranja (opcional)
- raspas de laranja

No liquidificador

- 75 g batata doce crua picada
- 1 ovo
- 50 ml azeite ou óleo
- 270 ml suco de laranja em temperatura ambiente ou morno
- 1 colher sopa de essência de baunilha

Ingredientes - Cobertura

- 100 g açúcar de confeiteiro
- 1 colher sopa e meia de suco concentrado de laranja (aproximadamente)

Medidas da forma: 20 cm de comprimento x 10 cm de largura x 10 cm de altura

MODO DE PREPARO

1. Em uma batedeira com gancho ou bacia misture todos os ingredientes secos
2. No liquidificador: bata a batata doce crua picada com o ovo, o azeite, o suco de laranja em temperatura ambiente ou morno e a essência de baunilha. Depois adicione aos poucos à mistura dos secos
3. Acrescente a essência de laranja e bata bem por cerca de 3 a 5 minutos até dar ponto. Ao final, coloque as raspas de laranja e misture
4. Em uma forma untada e enfarinhada, despeje a massa e espalhe com o auxílio de uma colher molhada na água para deixar a superfície do pão lisinha e arredondada
5. Cubra a massa para crescer por aproximadamente 20 minutos, ou até quase dobrar de tamanho
6. Asse em forno preaquecido a 200°C por 45 minutos
7. Cobertura: em um recipiente misture o açúcar de confeiteiro com o suco concentrado de laranja. Despeje sobre o pão já frio ou morno

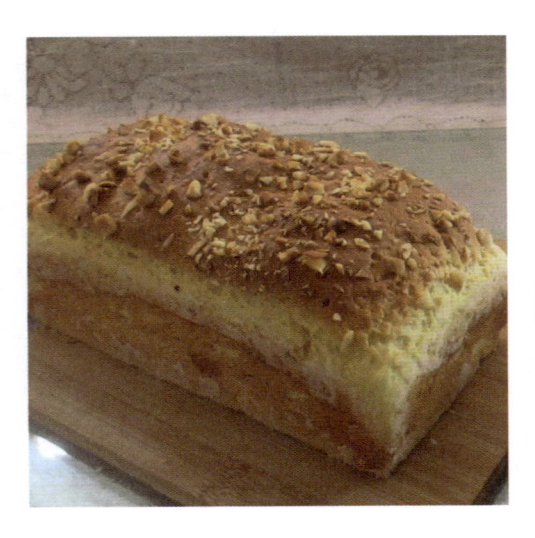

PÃO DE LEITE DE AMÊNDOAS

Ingredientes

- 200 g farinha de arroz
- 90 g polvilho doce
- 50 g amido de milho
- 40 g açúcar
- 10 g fermento biológico seco instantâneo
- 5 g goma xantana
- 7 g fermento químico em pó
- 1/2 colher chá de sal
- 2 ovos
- 250 ml leite de amêndoas morno
- 30 ml azeite ou óleo
- ovo batido para pincelar
- castanhas picadas para decorar (opcional)

Medidas da forma: 22 cm de comprimento x 11 cm de largura x 7 cm de altura

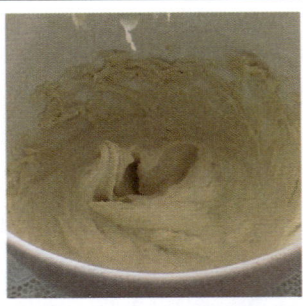

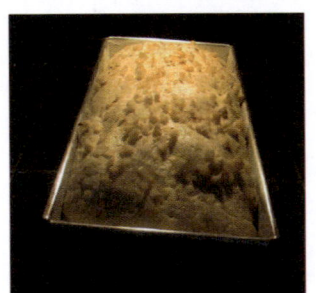

MODO DE PREPARO

1. Em uma batedeira com gancho ou bacia misture todos os ingredientes secos. Adicione os ovos e o leite de amêndoas morno aos poucos
2. Adicione o azeite e bata bem por cerca de 3 a 5 minutos até dar ponto
3. Em uma forma untada e enfarinhada, despeje a massa e espalhe com o auxílio de uma colher molhada na água para deixar a superfície do pão lisinha e arredondada
4. Pincele com ovo batido, decore com castanhas picadas e cubra a massa para crescer por aproximadamente 30 minutos, ou até mais ou menos dobrar de tamanho
5. Asse em forno preaquecido a 200°C por 40 minutos

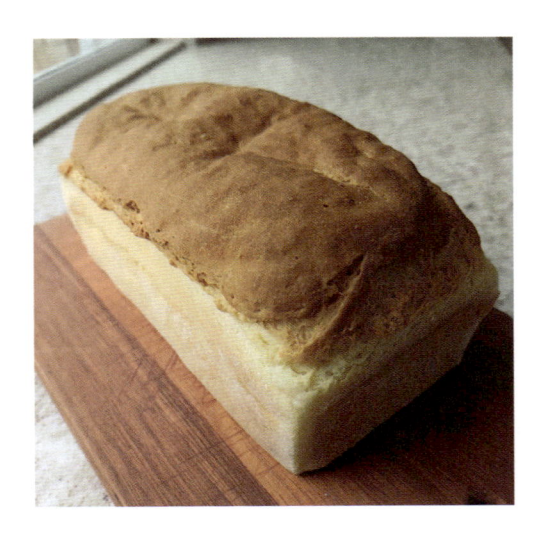

PÃO DE LEITE DE COCO

Ingredientes

- 200 g farinha de arroz
- 100 g polvilho doce
- 70 g amido de milho
- 10 g fermento biológico seco instantâneo
- 5 g goma xantana
- 7 g fermento químico em pó
- 30 g açúcar
- 3 g sal

No liquidificador

- 100 g batata doce crua picada
- 1 ovo
- 50 ml azeite ou óleo
- 1 garrafinha de leite de coco (200 ml)
- 100 ml água morna

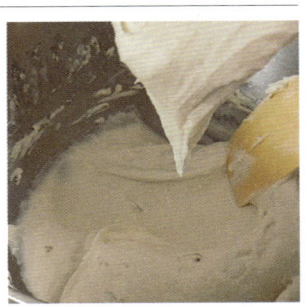

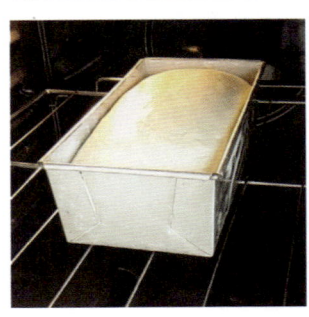

Medidas da forma: 22 cm de comprimento x 11 cm de largura x 7 cm de altura

MODO DE PREPARO

1. Em uma batedeira com gancho ou bacia misture todos os ingredientes secos
2. No liquidificador: bata a batata doce crua picada com o ovo, o azeite, o leite de coco e a água morna. Depois adicione aos poucos à mistura dos secos
3. Bata bem por cerca de 3 a 5 minutos até dar ponto
4. Em uma forma untada e enfarinhada, despeje a massa e espalhe com o auxílio de uma colher molhada na água para deixar a superfície do pão lisinha e arredondada
5. Cubra a massa para crescer por aproximadamente 30 minutos, ou até quase dobrar de tamanho
6. Asse em forno preaquecido a 200°C por 45 minutos

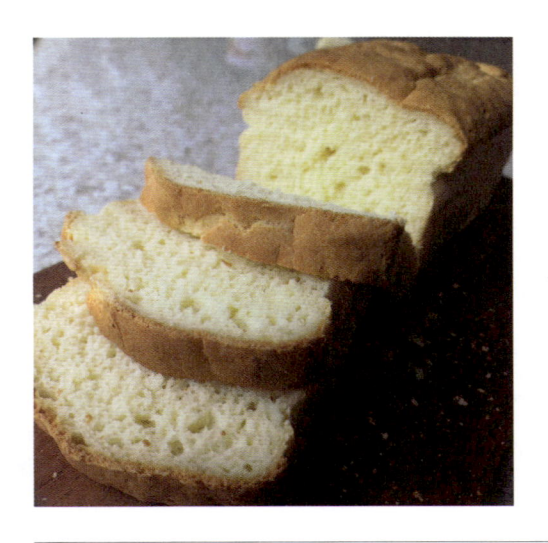

PÃO DE MANDIOCA CRUA

Ingredientes

- 180 g farinha de arroz
- 80 g amido de milho
- 50 g polvilho doce
- 10 g fermento biológico seco instantâneo
- 5 g goma xantana
- 7 g fermento químico em pó
- 25 g açúcar
- 3 g sal

No liquidificador

- 200 g mandioca crua picada
- 1 ovo
- 50 ml azeite ou óleo
- 270 ml água morna

Medidas da forma: 22 cm de comprimento x 11 cm de largura x 7 cm de altura

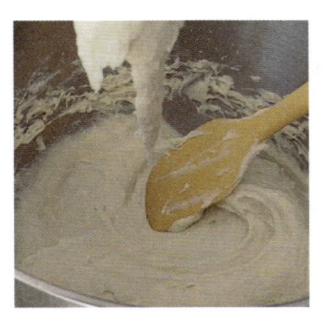

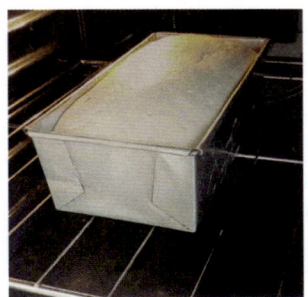

MODO DE PREPARO

1. Em uma batedeira com gancho ou bacia misture todos os ingredientes secos
2. No liquidificador: bata a mandioca crua picada com o ovo, o azeite e a água morna. Depois adicione aos poucos à mistura dos secos
3. Bata bem por cerca de 3 a 5 minutos até dar ponto
4. Em uma forma untada e enfarinhada, despeje a massa e espalhe com o auxílio de uma colher molhada na água para deixar a superfície do pão lisinha e arredondada
5. Cubra a massa para crescer por aproximadamente 25 minutos, ou até mais ou menos dobrar de tamanho
6. Asse em forno preaquecido a 200°C por 45 minutos

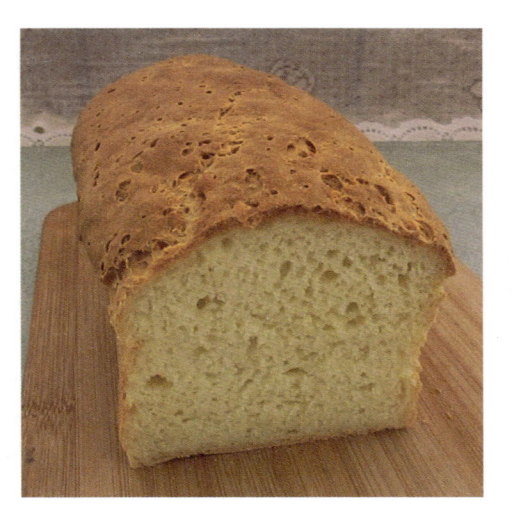

PÃO DE MANDIOQUINHA CRUA

Ingredientes

- 200 g farinha de arroz
- 100 g polvilho doce
- 100 g amido de milho
- 30 g açúcar
- 10 g fermento biológico seco instantâneo
- 6 g goma xantana
- 7 g fermento químico em pó
- 1/2 colher chá de sal

No liquidificador

- 200 g mandioquinha crua picada
- 1 ovo
- 50 ml azeite ou óleo
- 300 ml água morna

Medidas da forma: 22 cm de comprimento x 11 cm de largura x 7 cm de altura

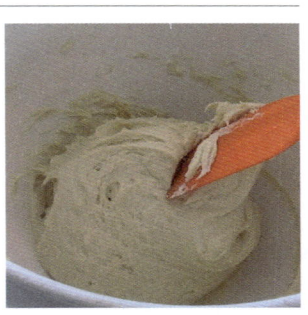

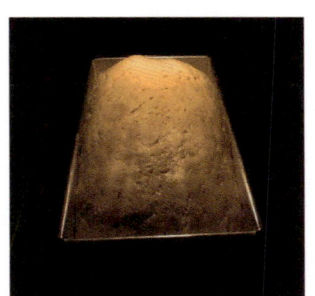

MODO DE PREPARO

1. Em uma batedeira com gancho ou bacia misture todos os ingredientes secos
2. No liquidificador: bata a mandioquinha crua picada com o ovo, o azeite e a água morna. Depois adicione aos poucos à mistura dos secos
3. Bata bem por cerca de 3 a 5 minutos até dar ponto
4. Em uma forma untada e enfarinhada, despeje a massa e espalhe com o auxílio de uma colher molhada na água para deixar a superfície do pão lisinha e arredondada
5. Cubra a massa para crescer por aproximadamente 30 minutos, ou até mais ou menos dobrar de tamanho
6. Asse em forno preaquecido a 200°C por 50 minutos

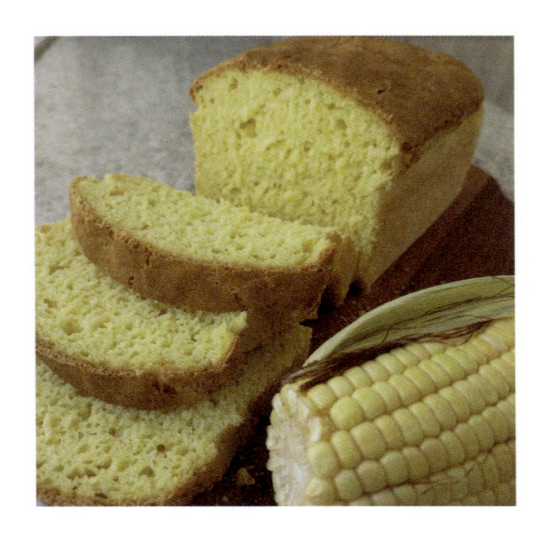

PÃO DE MILHO VERDE FRESCO

Ingredientes

- 180 g farinha de arroz
- 50 g fubá
- 80 g polvilho doce
- 60 g amido de milho
- 10 g fermento biológico seco instantâneo
- 6 g goma xantana
- 7 g fermento químico em pó
- 3 g sal
- 50 g açúcar

No liquidificador

- 120 g milho verde fresco
- 1 ovo
- 50 ml azeite ou óleo
- 300 ml água morna

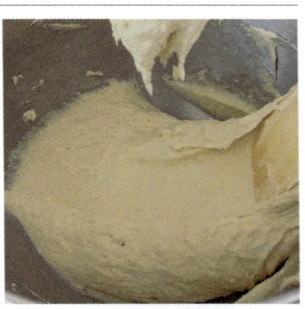

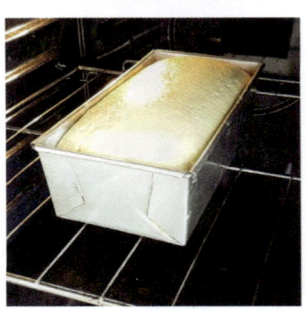

Medidas da forma: 22 cm de comprimento x 11 cm de largura x 7 cm de altura

MODO DE PREPARO

1. Em uma batedeira com gancho ou bacia misture todos os ingredientes secos
2. No liquidificador: bata o milho verde fresco com o ovo, o azeite e a água morna. Depois adicione aos poucos à mistura dos secos
3. Bata bem por cerca de 3 a 5 minutos até dar ponto
4. Em uma forma untada e enfarinhada, despeje a massa e espalhe com o auxílio de uma colher molhada na água para deixar a superfície do pão lisinha e arredondada
5. Cubra a massa para crescer por aproximadamente 20 minutos, ou até quase dobrar de tamanho
6. Asse em forno preaquecido a 200°C por 45 minutos

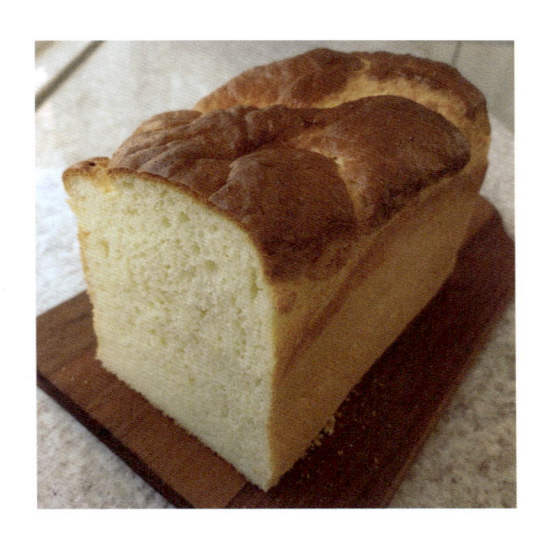

PÃO DE NATA

Ingredientes

- 200 g farinha de arroz
- 90 g amido de milho
- 80 g polvilho doce
- 30 g fécula de batata
- 10 g fermento biológico seco instantâneo
- 5 g goma xantana
- 7 g fermento químico em pó
- 40 g açúcar
- 4 g sal
- 2 ovos
- 200 g nata
- 300 ml leite morno
- ovo batido para pincelar

Medidas da forma: 20 cm de comprimento x 10 cm de largura x 10 cm de altura

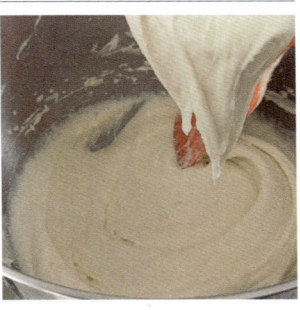

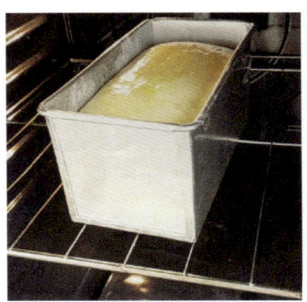

MODO DE PREPARO

1. Em uma batedeira com gancho ou bacia misture todos os ingredientes secos. Adicione os ovos, a nata e o leite morno aos poucos
2. Bata bem por cerca de 3 a 5 minutos até dar ponto
3. Em uma forma untada e enfarinhada, despeje a massa e espalhe com o auxílio de uma colher molhada na água para deixar a superfície do pão lisinha e arredondada
4. Cubra a massa para crescer por aproximadamente 20 minutos, ou até quase dobrar de tamanho. Pincele com ovo batido
5. Asse em forno preaquecido a 200°C por 45 minutos

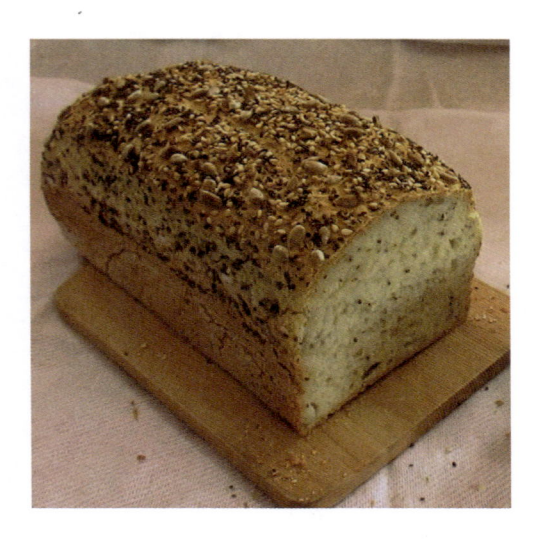

PÃO DE SEMENTES

Ingredientes

- 150 g farinha de arroz
- 100 g amido de milho
- 100 g polvilho doce
- 30 g fécula de batata
- 20 g gergelim branco
- 20 g semente de girassol
- 10 g chia
- 30 g açúcar
- 10 g fermento biológico seco instantâneo
- 5 g goma xantana
- 7 g fermento químico em pó
- 1/2 colher chá de sal
- 1 ovo
- 350 ml água morna
- 20 ml óleo ou azeite
- semente de girassol, gergelim branco e chia para decorar (opcional)

Medidas da forma: 22 cm de comprimento x 11 cm de largura x 7 cm de altura

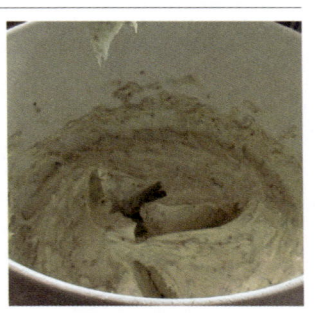

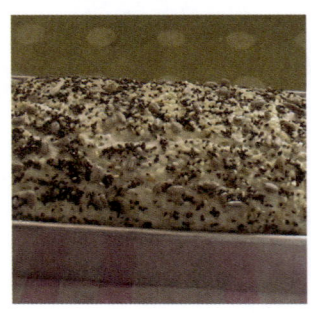

MODO DE PREPARO

1. Em uma batedeira com gancho ou bacia misture todos os ingredientes secos. Adicione o ovo e a água morna aos poucos
2. Adicione o óleo e bata bem por cerca de 3 a 5 minutos até dar ponto
3. Em uma forma untada e enfarinhada, despeje a massa e espalhe com o auxílio de uma colher molhada na água para deixar a superfície do pão lisinha e arredondada
4. Decore com semente de girassol, gergelim branco e chia. Cubra a massa para crescer por aproximadamente 30 minutos, ou até mais ou menos dobrar de tamanho
5. Asse em forno preaquecido a 200°C por 40 minutos

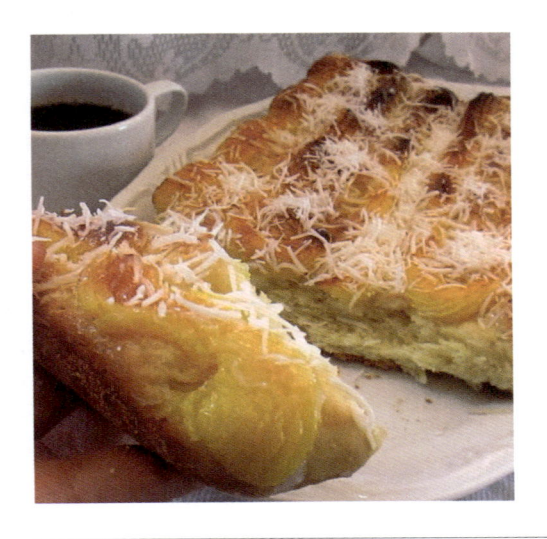

PÃO DOCE COM CREME

Ingredientes - Massa

- 150 g farinha de arroz
- 90 g polvilho doce
- 90 g amido de milho
- 30 g fécula de batata
- 10 g fermento biológico seco instantâneo
- 5 g goma xantana
- 7 g fermento químico em pó
- 40 g açúcar
- 1 ovo
- 60 g manteiga derretida ou em temperatura ambiente
- 300 ml leite morno ou em temperatura ambiente
- ovo batido para pincelar (opcional)
- coco ralado grosso para decorar

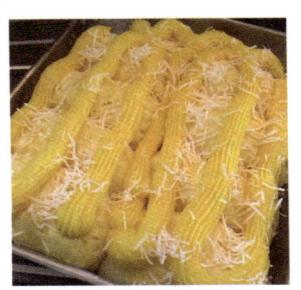

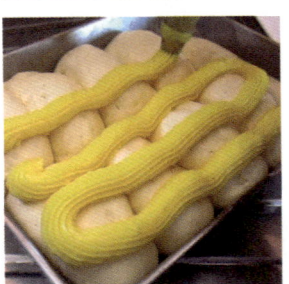

Ingredientes - Creme de confeiteiro

- 3 gemas caipiras peneiradas
- 300 ml leite
- 70 g açúcar
- 30 g amido de milho

Medidas da forma: 25 cm de comprimento x 19 cm de largura

Ingredientes - Calda

- açúcar de confeiteiro + água ou leite condensado

MODO DE PREPARO

1. Creme de confeiteiro: em uma panela, misture as gemas peneiradas com o leite, o açúcar e o amido de milho. Leve ao fogo, cozinhe até começar a engrossar e despeje em um recipiente. Após amornar, cubra com um plástico filme e bata o creme novamente depois de frio para voltar a ficar cremoso
2. Em uma batedeira com gancho ou bacia misture todos os ingredientes secos. Adicione o ovo, a manteiga derretida, ou em temperatura ambiente, e o leite morno, ou em temperatura ambiente, aos poucos
3. Bata bem por cerca de 3 a 5 minutos até dar ponto
4. Modele as bolinhas de massa (aproximadamente 1 colher sopa cheia) alisando com água para não grudar nas mãos e encaixe uma ao lado da outra em uma forma untada e enfarinhada
5. Cubra a massa para crescer por aproximadamente 30 minutos, ou até mais ou menos dobrar de tamanho. Coloque o creme de confeiteiro já frio em um saco plástico e espalhe sobre a superfície da massa em fileiras, ou como preferir. Pincele com ovo batido (opcional) e finalize com coco ralado grosso
6. Asse em forno preaquecido a 200°C por 40 minutos
7. Depois de assado, passe uma calda grossa (açúcar de confeiteiro + água ou leite condensado) em cima do pão. Finalize com mais coco ralado grosso

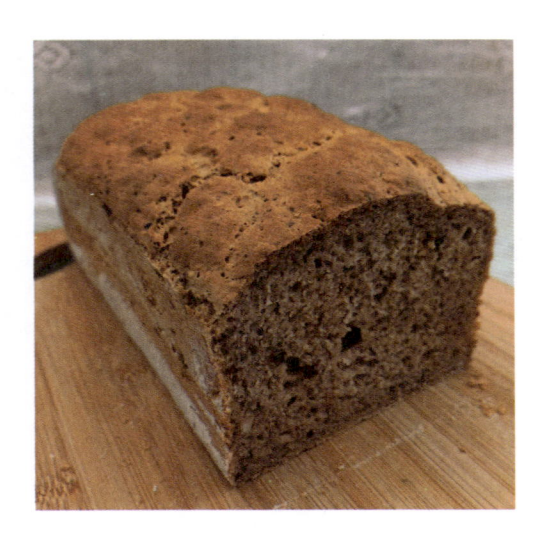

PÃO DOCE SEM AÇÚCAR REFINADO

Ingredientes - Uvas passas hidratadas

- 100 g uvas passas
- 150 ml água quente

Ingredientes - Fermento hidratado

- 200 ml água morna
- 10 g fermento biológico seco instantâneo

Ingredientes secos e molhados

- 200 g farinha de arroz
- 50 g polvilho doce
- 50 g amido de milho
- 60 g fécula de batata
- 5 g goma xantana
- 7 g fermento químico em pó
- 1/2 colher chá de sal
- 1 ovo
- 30 ml azeite ou óleo

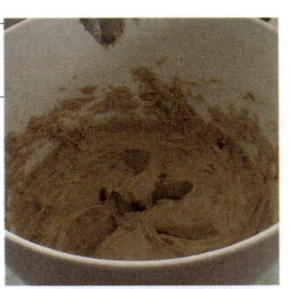

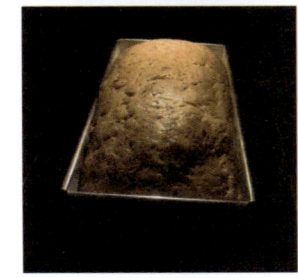

Medidas da forma: 22 cm de comprimento x 11 cm de largura x 7 cm de altura

MODO DE PREPARO

1. Uvas passas hidratadas: em um recipiente adicione na água quente as uvas passas (deixe hidratando por 15 minutos). Em seguida, bata tudo no liquidificador e reserve
2. Fermento hidratado: em um recipiente, misture na água morna o fermento biológico seco instantâneo (deixe agir por cerca de 5 a 10 minutos)
3. Em uma batedeira com gancho ou bacia misture todos os ingredientes secos. Adicione o ovo, o fermento hidratado, as uvas passas batidas e o azeite
4. Bata bem por cerca de 3 a 5 minutos até dar ponto
5. Em uma forma untada e enfarinhada, despeje a massa e espalhe com o auxílio de uma colher molhada na água para deixar a superfície do pão lisinha e arredondada
6. Cubra a massa para crescer por aproximadamente 30 minutos, ou até mais ou menos dobrar de tamanho
7. Asse em forno preaquecido a 200°C por 45 minutos

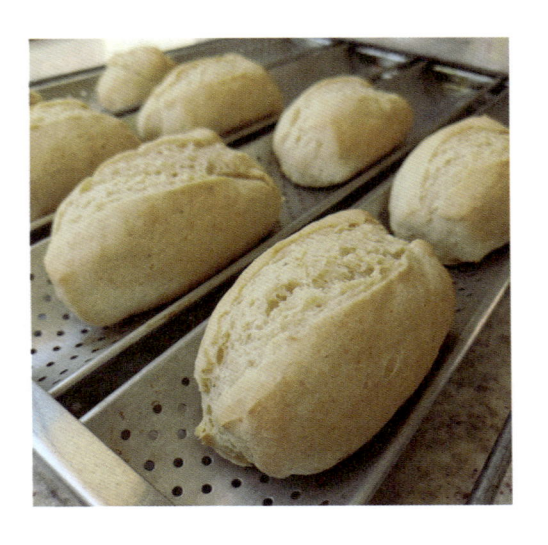

PÃO FRANCÊS VEGANO

Ingredientes - Gel de linhaça

- 10 g farinha de linhaça dourada
- 50 ml água em temperatura ambiente

Ingredientes secos e molhados

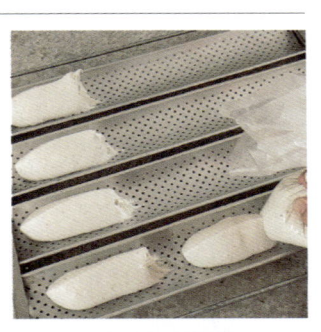

- 100 g farinha de arroz
- 60 g polvilho doce
- 80 g amido de milho
- 80 g fécula de batata
- 7 g fermento biológico seco instantâneo
- 6 g goma xantana
- 5 g fermento químico em pó
- 5 g sal
- 10 g açúcar
- 270 ml água morna
- 50 ml óleo ou azeite

Medidas da forma (assadeira própria para pão francês): 42 cm de comprimento x 35 cm de largura

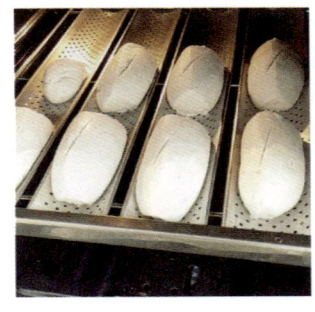

MODO DE PREPARO

1. Gel de linhaça: em um recipiente, misture na água em temperatura ambiente a farinha de linhaça dourada (deixe agir por cerca de 5 a 10 minutos)
2. Em uma batedeira com gancho ou bacia misture todos os ingredientes secos. Adicione o gel de linhaça e a água morna aos poucos
3. Adicione o óleo e bata bem por cerca de 3 a 5 minutos até dar ponto
4. Coloque a massa em um saco plástico e corte a ponta para a massa sair. Se preferir, unte a assadeira própria para pão francês com óleo e depois esprema o saco plástico para a massa sair no formato e tamanho desejado
5. Alise as imperfeições dos pães com uma colher molhada na água e deixe a massa crescer por aproximadamente 30 minutos, ou até quase dobrarem de tamanho (para acelerar o crescimento coloque uma forma maior com água quente embaixo da assadeira)
6. Faça cortes no meio dos pãezinhos com uma faca molhada na água para não grudar na massa
7. Asse em forno preaquecido a 200°C por 40 minutos (após os primeiros 15 minutos de forneamento, borrife água em cima dos pãezinhos)

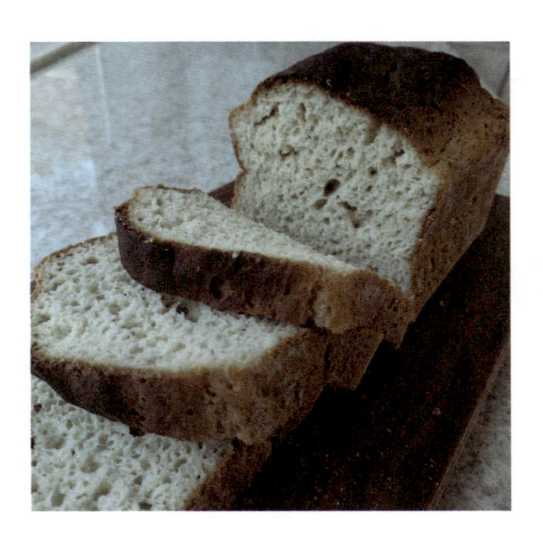

PÃO INTEGRAL

Ingredientes

- 120 g farinha de arroz integral
- 60 g farinha de arroz
- 70 g polvilho doce
- 40 g amido de milho
- 10 g farinha de linhaça dourada
- 10 g fermento biológico seco instantâneo
- 5 g goma xantana
- 7 g fermento químico em pó
- 30 g açúcar
- 4 g sal
- 1 ovo
- 400 ml água morna
- 50 ml azeite ou óleo

Medidas da forma: 20 cm de comprimento x 10 cm de largura x 10 cm de altura

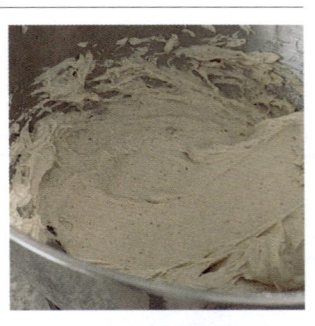

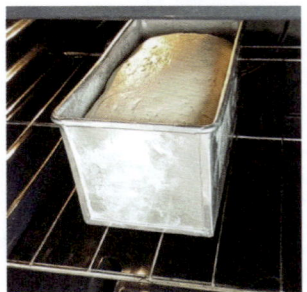

MODO DE PREPARO

1. Em uma batedeira com gancho ou bacia misture todos os ingredientes secos. Adicione o ovo e a água morna aos poucos
2. Adicione o azeite e bata bem por cerca de 3 a 5 minutos até dar ponto
3. Em uma forma untada e enfarinhada, despeje a massa e espalhe com o auxílio de uma colher molhada na água para deixar a superfície do pão lisinha e arredondada
4. Cubra a massa para crescer por aproximadamente 20 minutos, ou até mais ou menos dobrar de tamanho
5. Asse em forno preaquecido a 200°C por cerca de 45 a 50 minutos

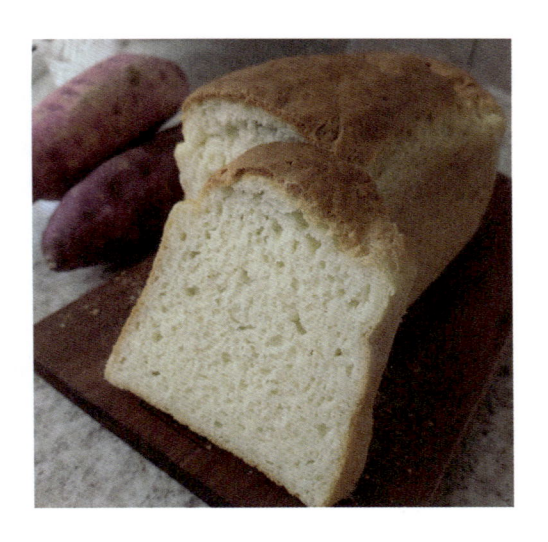

PÃO MACIO COM BATATA DOCE CRUA

Ingredientes

- 200 g farinha de arroz
- 90 g polvilho doce
- 60 g amido de milho
- 20 g açúcar
- 10 g fermento biológico seco instantâneo
- 6 g goma xantana
- 5 g fermento químico em pó
- 3 g sal

No liquidificador

- 75 g batata doce crua picada
- 1 ovo
- 50 ml azeite ou óleo
- 300 ml água morna

Medidas da forma: 20 cm de comprimento x 10 cm de largura x 10 cm de altura

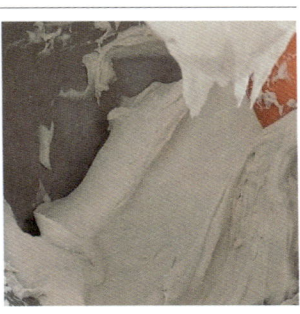

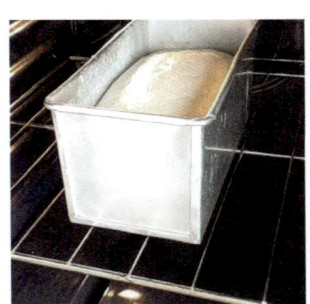

MODO DE PREPARO

1. Em uma batedeira com gancho ou bacia misture todos os ingredientes secos
2. No liquidificador: bata a batata doce crua picada com o ovo, o azeite e a água morna. Depois adicione aos poucos à mistura dos secos
3. Bata bem por cerca de 3 a 5 minutos até dar ponto
4. Em uma forma untada e enfarinhada, despeje a massa e espalhe com o auxílio de uma colher molhada na água para deixar a superfície do pão lisinha e arredondada
5. Cubra a massa para crescer por aproximadamente 15 minutos, ou até quase dobrar de tamanho
6. Asse em forno preaquecido a 200°C por cerca de 45 a 50 minutos

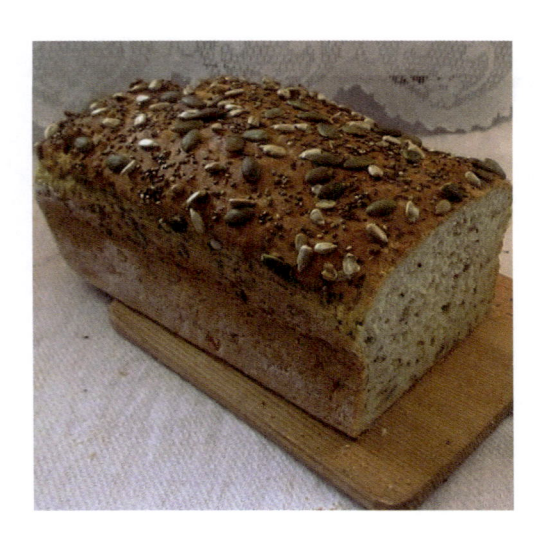

PÃO MULTIGRÃOS

Ingredientes

- 100 g farinha de arroz
- 100 g farinha de arroz integral
- 70 g amido de milho
- 70 g polvilho doce
- 50 g fécula de batata
- 40 g açúcar
- 1/2 colher chá de sal
- 10 g fermento biológico seco instantâneo
- 5 g goma xantana
- 7 g fermento químico em pó
- 20 g semente de abóbora
- 10 g chia
- 20 g semente de girassol
- 2 ovos
- 350 ml água morna
- 50 ml azeite ou óleo
- ovo batido para pincelar
- semente de girassol, semente de abóbora e chia para decorar

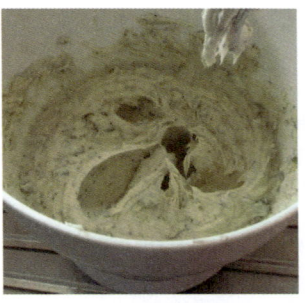

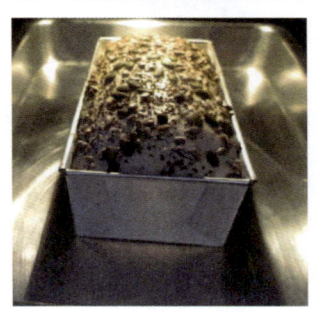

Medidas da forma: 22 cm de comprimento x 11 cm de largura x 7 cm de altura

MODO DE PREPARO

1. Em uma batedeira com gancho ou bacia misture todos os ingredientes secos. Adicione os ovos e a água morna aos poucos
2. Adicione o azeite e bata bem por cerca de 3 a 5 minutos até dar ponto
3. Em uma forma untada e enfarinhada, despeje a massa e espalhe com o auxílio de uma colher molhada na água para deixar a superfície do pão lisinha e arredondada
4. Pincele com ovo batido e decore com semente de girassol, semente de abóbora e chia. Cubra a massa para crescer por aproximadamente 30 minutos, ou até mais ou menos dobrar de tamanho
5. Asse em forno preaquecido a 200°C por 40 minutos

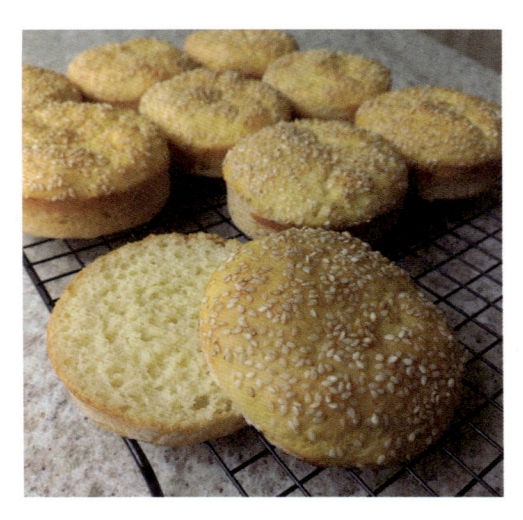

PÃO NUVEM PARA HAMBURGUER SEM AÇÚCAR REFINADO

Rendimento: 9 unidades

Ingredientes

- 200 g farinha de arroz
- 90 g polvilho doce
- 50 g fécula de batata
- 10 g fermento biológico seco instantâneo
- 3 g sal
- 5 g goma xantana
- 7 g fermento químico em pó
- 50 g mel
- ovo batido para pincelar
- gergelim branco para decorar (opcional)

No liquidificador

- 70 g batata doce crua picada
- 1 ovo
- 50 ml azeite
- 300 ml água morna

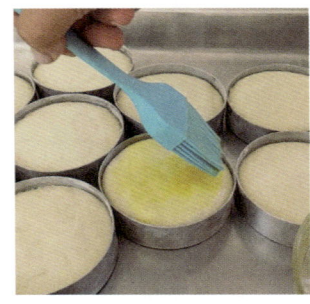

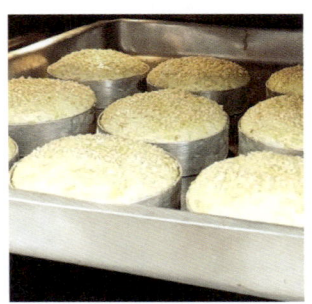

Medida das forminhas redondas com fundo removível: 9 cm de diâmetro

MODO DE PREPARO

1. Em uma batedeira com gancho ou bacia misture todos os ingredientes secos
2. No liquidificador: bata a batata doce crua picada com o ovo, o azeite e a água morna. Depois adicione aos poucos à mistura dos secos junto com o mel
3. Bata bem por cerca de 3 a 5 minutos até dar ponto
4. Despeje a massa em cada forminha com fundo removível untada e enfarinhada e espalhe com o auxílio de uma colher molhada na água para deixar a superfície de cada pãozinho lisinha e arredondada
5. Pincele com ovo batido e decore com gergelim branco. Cubra a massa para crescer por aproximadamente 20 minutos ou até quase dobrarem de tamanho
6. Asse em forno preaquecido a 200°C por 35 minutos

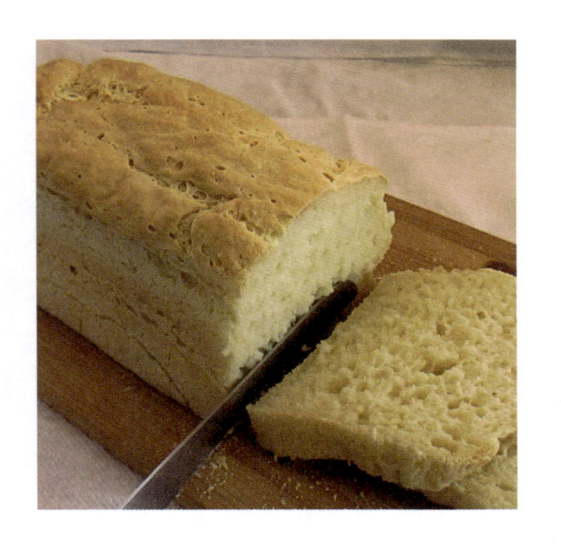

PÃO PARA FARINHA DE ROSCA

Ingredientes

- 180 g farinha de arroz
- 100 g amido de milho
- 100 g polvilho doce
- 10 g açúcar
- 5 g goma xantana
- 7 g fermento químico em pó
- 10 g fermento biológico seco instantâneo
- 1/2 colher chá de sal
- 1 ovo
- 370 ml água morna
- 20 ml óleo

Medidas da forma: 22 cm de comprimento x 11 cm de largura x 7 cm de altura

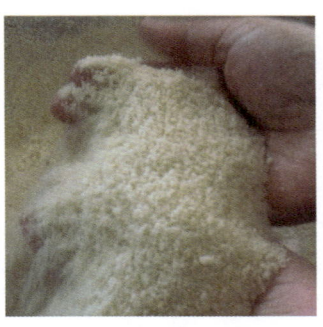

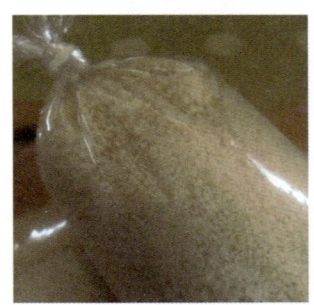

MODO DE PREPARO

1. Em uma batedeira com gancho ou bacia misture todos os ingredientes secos. Adicione o ovo e a água morna aos poucos
2. Adicione o óleo e bata bem por cerca de 3 a 5 minutos até dar ponto
3. Em uma forma untada e enfarinhada, despeje a massa e espalhe com o auxílio de uma colher molhada na água para deixar a superfície do pão lisinha e arredondada
4. Cubra a massa para crescer por aproximadamente 30 minutos, ou até mais ou menos dobrar de tamanho
5. Asse em forno preaquecido a 200°C por 40 minutos
6. Para fazer a farinha de rosca fatie e despedace o pão para secar dentro do forno a 200°C. Quando os pedaços ficarem bem sequinhos e frios triture no liquidificador ou processador até ficar bem fininho. Se necessário, termine de secar a farinha dentro do forno a 200°C quantas vezes for preciso até ficar uma farinha bem sequinha e soltinha

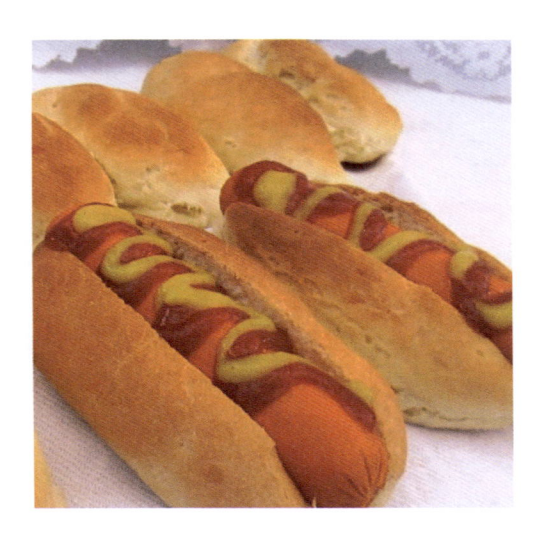

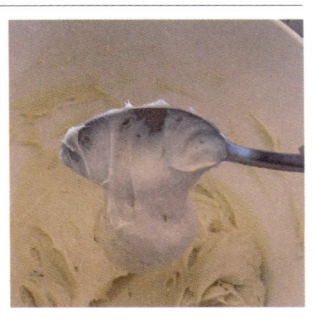

PÃO PARA HOT DOG

Ingredientes - Fermento hidratado

- 50 ml água morna
- 10 g fermento biológico seco instantâneo

Ingredientes secos e molhados

- 150 g farinha de arroz
- 100 g amido de milho
- 90 g polvilho doce
- 40 g açúcar
- 7 g fermento químico em pó
- 1/2 colher chá de sal
- 5 g goma xantana
- 2 ovos
- 170 ml água em temperatura ambiente ou morna
- 50 ml óleo ou azeite

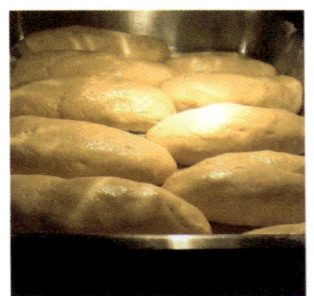

MODO DE PREPARO

1. Fermento hidratado: em um recipiente, misture na água morna o fermento biológico seco instantâneo (deixe agir por cerca de 5 a 10 minutos)
2. Em uma batedeira com gancho ou bacia misture todos os ingredientes secos. Adicione os ovos, o fermento hidratado e a água em temperatura ambiente, ou morna, aos poucos
3. Adicione o óleo e bata bem por cerca de 3 a 5 minutos até dar ponto
4. Modele os pãezinhos em formato alongado (aproximadamente 1 colher sopa de massa) alisando com água para não grudar nas mãos e encaixe uma ao lado da outra em uma forma enfarinhada
5. Cubra a massa para crescer por aproximadamente 20 minutos, ou até quase dobrarem de tamanho
6. Asse em forno preaquecido a 200°C por 25 minutos

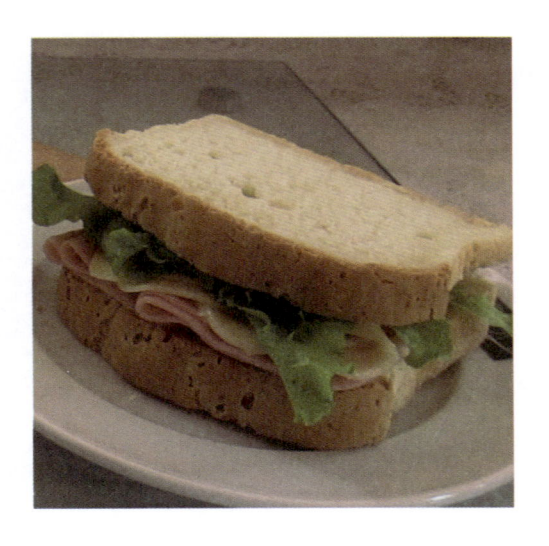

PÃO PARA SANDUÍCHE

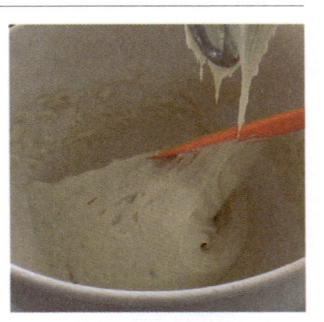

Ingredientes - Fermento hidratado

- 350 ml água morna
- 10 g fermento biológico seco instantâneo

Ingredientes secos e molhados

- 150 g farinha de arroz
- 100 g polvilho doce
- 100 g amido de milho
- 100 g fécula de batata
- 20 g açúcar
- 6 g goma xantana
- 7 g fermento químico em pó
- 1/2 colher chá de sal
- 1 ovo
- 50 ml azeite ou óleo

Medidas da forma: 22 cm de comprimento x 11 cm de largura x 7 cm de altura

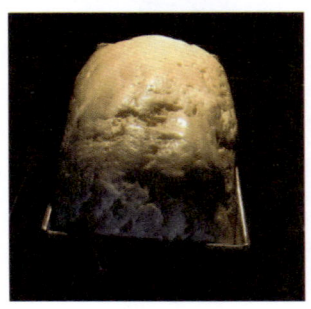

MODO DE PREPARO

1. Fermento hidratado: em um recipiente, misture na água morna o fermento biológico seco instantâneo (deixe agir por cerca de 5 a 10 minutos)
2. Em uma batedeira com gancho ou bacia misture todos os ingredientes secos. Adicione o ovo e o fermento hidratado aos poucos
3. Adicione o azeite e bata bem por cerca de 3 a 5 minutos até dar ponto
4. Em uma forma untada e enfarinhada, despeje a massa e espalhe com o auxílio de uma colher molhada na água para deixar a superfície do pão lisinha e arredondada
5. Cubra a massa para crescer por aproximadamente 30 minutos, ou até mais ou menos dobrar de tamanho
6. Asse em forno preaquecido a 200°C por 45 minutos

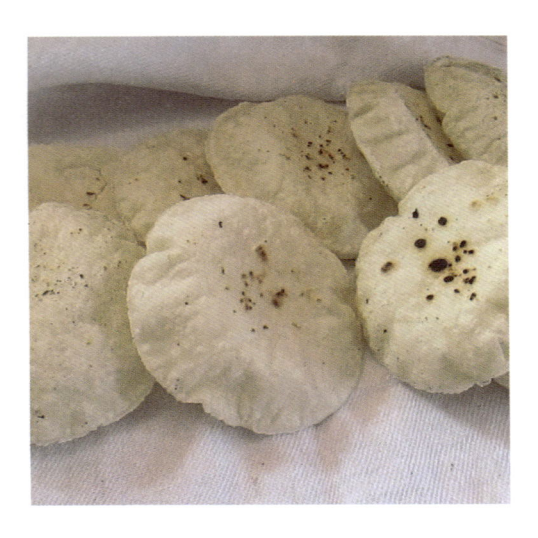

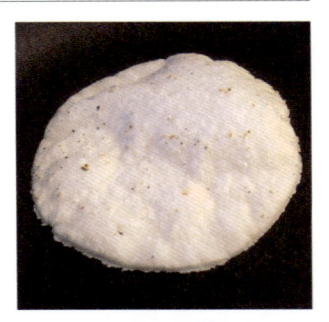

PÃO PITA

Ingredientes - Fermento hidratado

- 210 ml água em temperatura ambiente ou morna
- 3 g fermento biológico seco instantâneo

Ingredientes secos e molhados

- 200 g farinha de arroz
- 25 g polvilho doce
- 25 g amido de milho
- 10 g fécula de batata
- 3 g goma xantana
- 3 g fermento químico em pó
- 3 g sal
- 1 colher sopa de azeite ou óleo

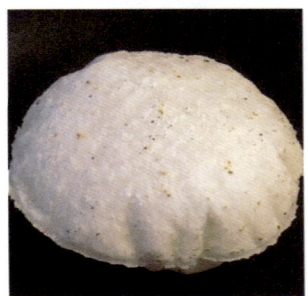

MODO DE PREPARO

1. Fermento hidratado: em um recipiente, misture na água em temperatura ambiente ou morna o fermento biológico seco instantâneo (deixe agir por cerca de 5 a 10 minutos)

2. Em uma bacia misture todos os ingredientes secos e reserve. Após a hidratação do fermento, adicione os ingredientes secos aos poucos e misture. Em seguida, adicione o azeite e sove bem

3. Deixe a massa descansar por 10 minutos e depois abra em tamanho entre 15 e 18 cm de diâmetro com 3 mm de espessura (bem fina)

4. Deixe a massa descansar por mais 15 minutos. Em seguida coloque as massas em uma frigideira bem quente e quando criar pequenas bolhas vire com a espátula (em 2 minutos começa a inflar por dentro)

5. Caso a bolha se forme apenas de um lado, pressione a espátula sobre essa bolha para o ar se expandir

6. Saindo da frigideira deixe os pães cobertos com um pano de prato para a massa não ressecar

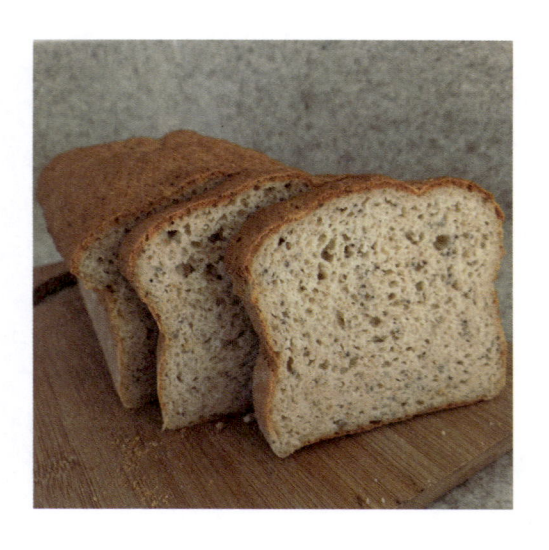

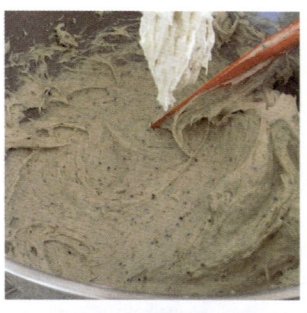

PÃO QUE NÃO ENDURECE

Ingredientes - Fermento hidratado

- 10 g fermento biológico seco instantâneo
- 20 g açúcar
- 100 ml água morna

Ingredientes secos e molhados

- 150 g farinha de arroz
- 80 g amido de milho
- 60 g polvilho doce
- 50 g farinha de linhaça dourada
- 10 g chia
- 6 g goma xantana
- 7 g fermento químico em pó
- 1/2 colher chá de sal
- 2 ovos
- 40 ml azeite ou óleo
- 100 g batata inglesa cozida e amassada (fria)
- 250 ml água morna

    Medidas da forma: 22 cm de comprimento x 11 cm de largura x 7 cm de altura

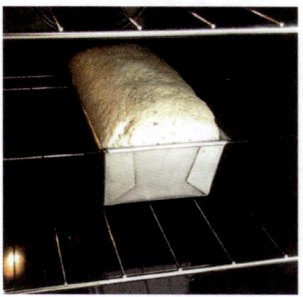

MODO DE PREPARO

1. Fermento hidratado: em um recipiente, misture na água morna o fermento biológico seco instantâneo e o açúcar (deixe agir por 10 minutos)
2. Em uma batedeira com gancho ou bacia misture todos os ingredientes secos. Adicione os ovos, o fermento hidratado, o azeite, a batata inglesa cozida e amassada (fria) e a água morna aos poucos
3. Bata bem por cerca de 3 a 5 minutos até dar ponto
4. Em uma forma untada e enfarinhada, despeje a massa e espalhe com o auxílio de uma colher molhada na água para deixar a superfície do pão lisinha e arredondada
5. Cubra a massa para crescer por aproximadamente 30 minutos, ou até mais ou menos dobrar de tamanho
6. Asse em forno preaquecido a 200°C por 45 minutos

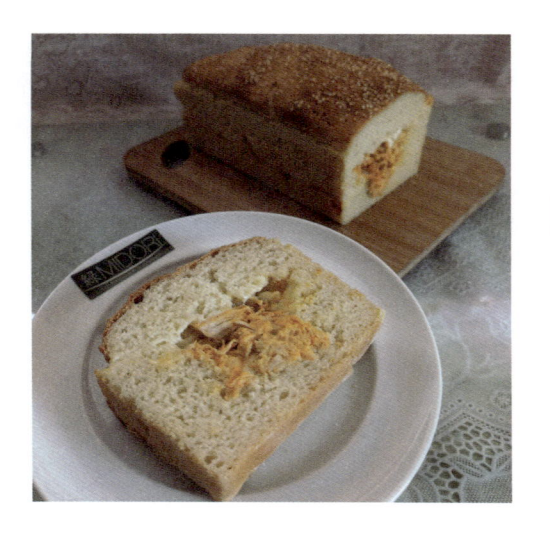

PÃO RECHEADO COM FRANGO

Ingredientes - Massa

- 200 g farinha de arroz
- 90 g polvilho doce
- 50 g amido de milho
- 20 g fécula de batata
- 20 g açúcar
- 10 g fermento biológico seco instantâneo
- 5 g goma xantana
- 7 g fermento químico em pó
- 1 colher chá rasa de sal
- 2 ovos
- 250 ml leite morno
- 30 ml azeite ou óleo
- gergelim branco para decorar (opcional)

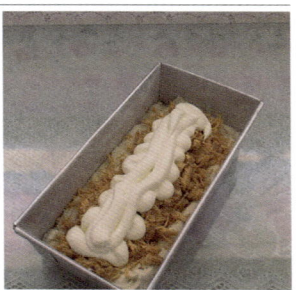

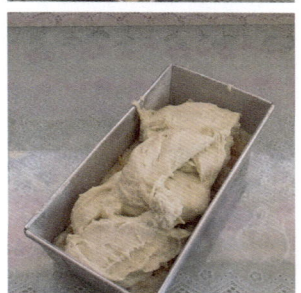

Ingredientes - Recheio

- frango desfiado refogado e temperado a gosto (de preferência mais sequinho)
- requeijão cremoso

    Medidas da forma: 22 cm de comprimento x 11 cm de largura x 7 cm de altura

MODO DE PREPARO

1. Em uma batedeira com gancho ou bacia misture todos os ingredientes secos. Adicione os ovos e o leite morno aos poucos

2. Adicione o azeite e bata bem por cerca de 3 a 5 minutos até dar ponto

3. Em uma forma untada e enfarinhada, despeje metade da massa e espalhe. Coloque o recheio no meio e o requeijão cremoso por cima e cubra com o restante da massa. Com o auxílio de uma colher molhada na água, alise a superfície do pão para ficar lisinha e arredondada

4. Decore com gergelim branco e cubra a massa para crescer por aproximadamente 40 minutos, ou até mais ou menos dobrar de tamanho

5. Asse em forno preaquecido a 200°C por 45 minutos

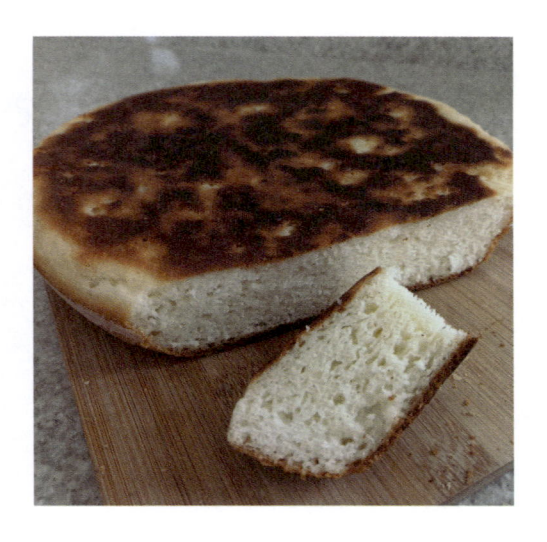

PÃO SEM FORNO

Ingredientes

- 150 g farinha de arroz
- 90 g polvilho doce
- 100 g amido de milho
- 30 g açúcar
- 10 g fermento biológico seco instantâneo
- 5 g goma xantana
- 7 g fermento químico em pó
- 1/2 colher chá de sal
- 1 ovo
- 200 ml leite de coco
- 100 ml água morna
- 30 ml óleo ou azeite

Tamanho da panela: 25 cm de diâmetro e 8 cm de altura

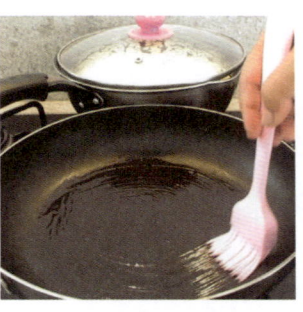

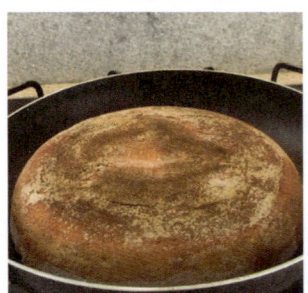

MODO DE PREPARO

1. Em uma batedeira com gancho ou bacia misture todos os ingredientes secos. Adicione o ovo, o leite de coco e a água morna aos poucos
2. Adicione o óleo e bata bem por cerca de 3 a 5 minutos até dar ponto
3. Em uma panela untada e enfarinhada despeje a massa e tampe para crescer por aproximadamente 45 minutos, ou até mais ou menos dobrar de tamanho
4. Para acelerar o crescimento pode-se deixar a panela dentro de uma frigideira maior com água quente
5. Depois que a massa crescer leve ao fogo extremamente baixo, tampe e deixe cozinhar (assar) por 15 minutos. Após esse tempo, passe óleo numa frigideira, vire o pão e deixe por mais 15 minutos

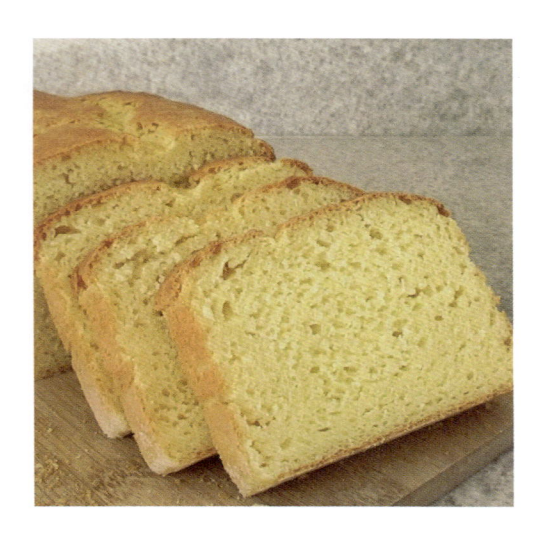

PÃO SOFT DE FUBÁ

Ingredientes

- 180 g farinha de arroz
- 80 g polvilho doce
- 50 g amido de milho
- 90 g fubá
- 30 g açúcar
- 10 g fermento biológico seco instantâneo
- 5 g goma xantana
- 7 g fermento químico em pó
- 1/2 colher chá de sal
- 200 g creme de leite
- 1 ovo
- 250 ml leite morno
- 50 ml azeite ou óleo

Medidas da forma: 22 cm de comprimento x 11 cm de largura x 7 cm de altura

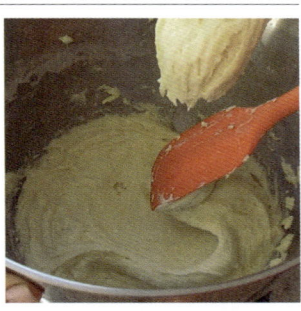

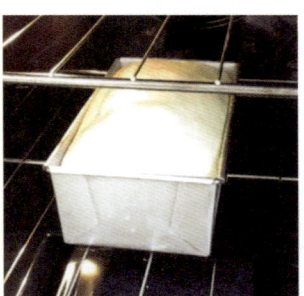

MODO DE PREPARO

1. Em uma batedeira com gancho ou bacia misture todos os ingredientes secos. Adicione o creme de leite, o ovo e o leite morno aos poucos
2. Adicione o azeite e bata bem por cerca de 3 a 5 minutos até dar ponto
3. Em uma forma untada e enfarinhada, despeje a massa e espalhe com o auxílio de uma colher molhada na água para deixar a superfície do pão lisinha e arredondada
4. Cubra a massa para crescer por aproximadamente 30 minutos, ou até mais ou menos dobrar de tamanho
5. Asse em forno preaquecido a 200°C por 45 minutos

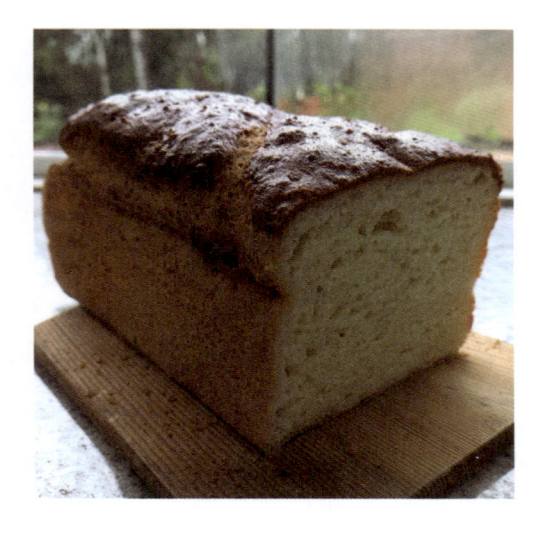

PÃO TIPO BRIOCHE

Ingredientes

- 150 g farinha de arroz
- 60 g amido de milho
- 80 g polvilho doce
- 30 g fécula de batata
- 30 g açúcar
- 10 g fermento biológico seco instantâneo
- 5 g goma xantana
- 5 g fermento químico em pó
- 1/2 colher chá de sal
- 1 ovo
- 200 g creme de leite
- 60 g margarina ou manteiga em temperatura ambiente
- 150 ml leite morno
- ovo batido para pincelar

Medidas da forma: 22 cm de comprimento x 11 cm de largura x 7 cm de altura

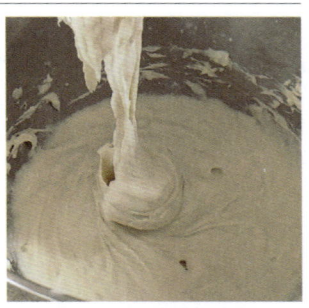

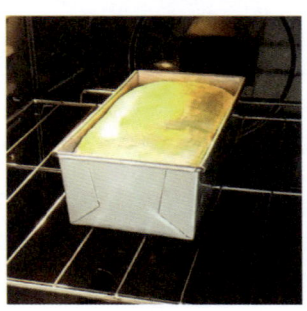

MODO DE PREPARO

1. Em uma batedeira com gancho ou bacia misture todos os ingredientes secos. Adicione o ovo, o creme de leite, a margarina em temperatura ambiente e o leite morno aos poucos
2. Bata bem por cerca de 3 a 5 minutos até dar ponto
3. Em uma forma untada e enfarinhada, despeje a massa e espalhe com o auxílio de uma colher molhada na água para deixar a superfície do pão lisinha e arredondada
4. Cubra a massa para crescer por aproximadamente 40 minutos, ou até mais ou menos dobrar de tamanho. Pincele com ovo batido
5. Asse em forno preaquecido a 200°C por 45 minutos

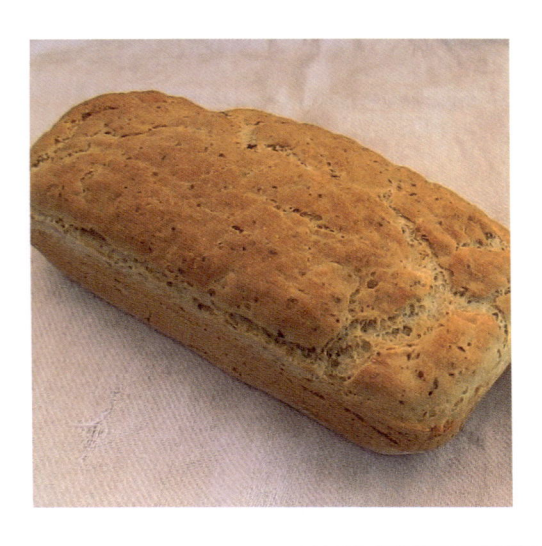

PÃO VEGANO

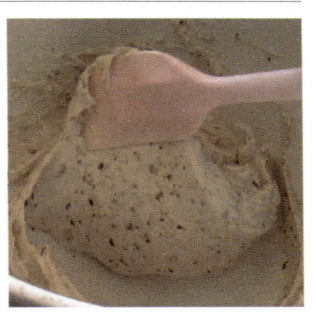

Ingredientes - Gel de linhaça

- 15 g linhaça bem triturada
- 30 ml água em temperatura ambiente

Ingredientes secos e molhados

- 150 g farinha de arroz
- 50 g fécula de batata
- 90 g polvilho doce
- 50 g amido de milho
- 30 g açúcar
- 10 g fermento biológico seco instantâneo
- 5 g goma xantana
- 7 g fermento químico em pó
- 1 pitada de sal
- 310 ml água morna
- 60 ml óleo ou azeite

    Medidas da forma: 23 cm de comprimento x 11 cm de largura x 7 cm de altura

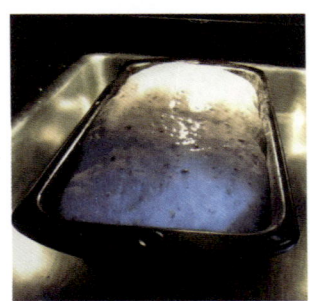

MODO DE PREPARO

1. Gel de linhaça: em um recipiente, misture na água em temperatura ambiente a linhaça bem triturada (deixe agir por cerca de 5 a 10 minutos)
2. Em uma batedeira com gancho ou bacia misture todos os ingredientes secos. Adicione o gel de linhaça e a água morna aos poucos
3. Adicione o óleo e bata bem por cerca de 3 a 5 minutos até dar ponto
4. Em uma forma untada e enfarinhada, despeje a massa e espalhe com o auxílio de uma colher molhada na água para deixar a superfície do pão lisinha e arredondada
5. Cubra a massa para crescer por aproximadamente 30 minutos, ou até mais ou menos dobrar de tamanho
6. Asse em forno preaquecido entre 180 e 200°C por 45 minutos

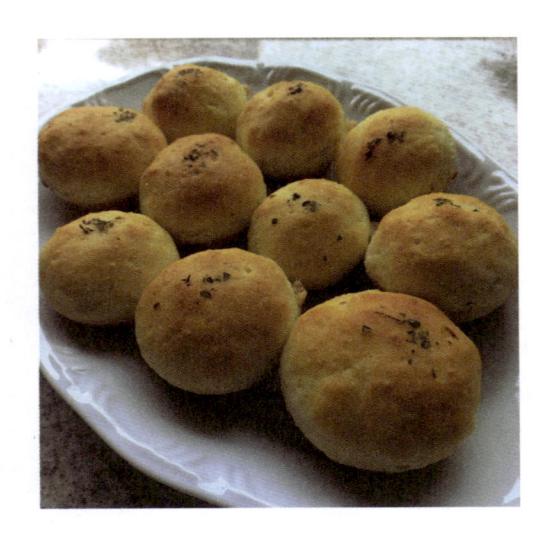

PÃOZINHO PIZZA

Rendimento: 10 unidades

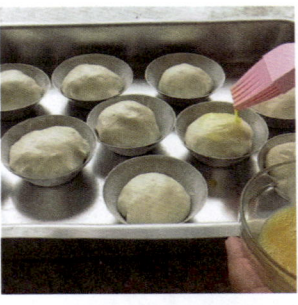

Ingredientes - Massa

- 150 g farinha de arroz
- 50 g amido de milho
- 50 g polvilho doce
- 20 g fécula de batata
- 25 g açúcar
- 5 g fermento biológico seco instantâneo
- 4 g goma xantana
- 4 g fermento químico em pó
- 1/2 colher chá de sal
- 1 ovo
- 250 ml leite morno
- 40 ml azeite ou óleo
- ovo batido para pincelar e salsinha ou orégano para decorar

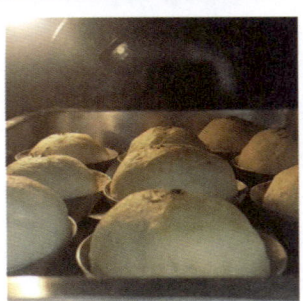

Ingredientes - Recheio

- presunto e queijo triturado
- tomate picado
- orégano e sal a gosto

Medida das forminhas de empada: 8,5 cm de diâmetro

MODO DE PREPARO

1. Em uma batedeira com gancho ou bacia misture todos os ingredientes secos. Adicione o ovo e o leite morno aos poucos
2. Adicione o azeite e bata bem por cerca de 3 a 5 minutos até dar ponto
3. Modele os pãezinhos passando água nas mãos para não grudar e ao mesmo tempo recheie com presunto, queijo e tomate. Em seguida, coloque em forminhas de empada untadas e enfarinhadas, ou em forminhas de sua preferência
4. Pincele com ovo batido e decore com salsinha desidratada ou orégano
5. Cubra os pãezinhos e deixe crescer por aproximadamente 45 minutos, ou até mais ou menos dobrar de tamanho
6. Asse em forno preaquecido entre 180°C e 200°C por 25 minutos

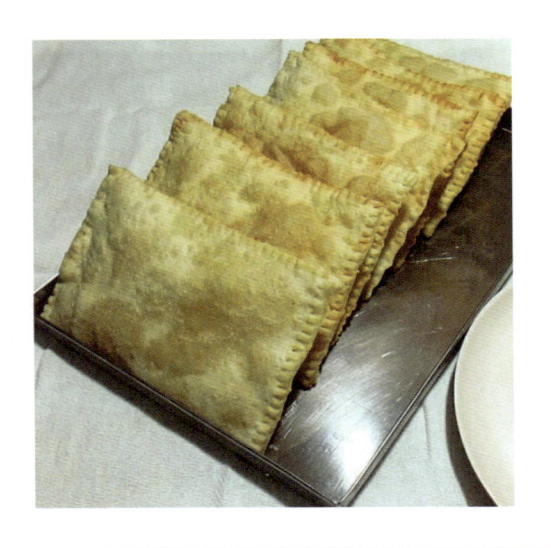

PASTEL (VERSÃO COM CACHAÇA)

Ingredientes - Massa

- 230 g farinha de arroz
- 30 g amido de milho
- 50 g polvilho doce
- 4 g goma xantana
- 1 colher chá de sal
- 30 ml cachaça
- 30 ml óleo
- 1 ovo
- 150 ml água ou até dar ponto

Ingredientes - Recheio (sugestões)

- carne moída
- frango desfiado com requeijão cremoso
- queijo muçarela com orégano
- presunto e queijo

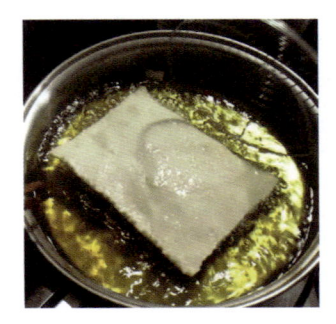

MODO DE PREPARO

1. Em uma bacia faça a mistura dos ingredientes secos e adicione a cachaça, o óleo e o ovo. Acrescente água aos poucos, misturando tudo até dar ponto

2. Sove bem a massa com polvilho doce e cubra para descansar por cerca de 5 a 15 minutos. Abra a massa com o auxílio de um rolo para facilitar na hora de passar pelo cilindro (n°4 depois n°3) ou abra a massa bem fininha com o próprio rolo até o final

3. Use o recheio de sua preferência e feche a massa dos pastéis passando água nas bordas para grudar. Corte com um cortador próprio de pastel, ou pressione com um garfo

4. Em seguida, é só fritar ou congelar seus pastéis

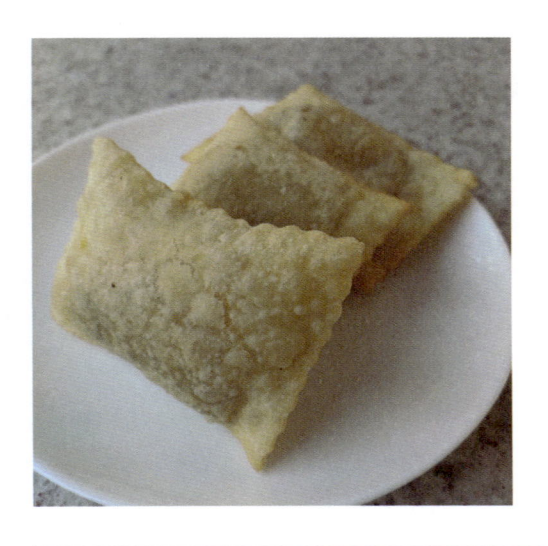

PASTEL (VERSÃO COM VINAGRE)

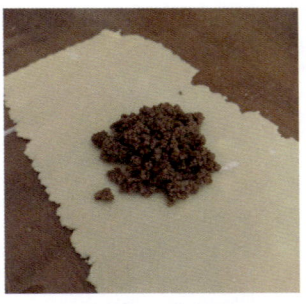

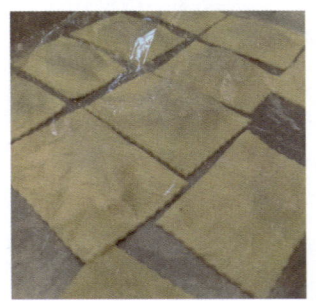

Ingredientes - Massa

- 110 g farinha de arroz
- 50 g fécula de batata
- 60 g polvilho doce
- 30 g amido de milho
- 5 g goma xantana
- 3 g sal
- 1 ovo pequeno
- 20 ml óleo
- 10 ml vinagre branco
- 100 ml água ou até dar ponto

Ingredientes - Recheio (sugestões)

- carne moída
- frango desfiado com requeijão cremoso
- queijo muçarela com orégano
- presunto e queijo

MODO DE PREPARO

1. Em uma bacia faça a mistura dos ingredientes secos e adicione o ovo pequeno, o óleo e o vinagre. Acrescente água aos poucos misturando tudo até dar ponto

2. Sove bem a massa com polvilho doce e cubra para descansar por 5 minutos. Abra a massa com o auxílio de um rolo para facilitar na hora de passar pelo cilindro (n°4 depois n°3), ou abra a massa bem fininha com o próprio rolo até o final

3. Use o recheio de sua preferência e feche a massa dos pastéis passando água nas bordas para grudar. Corte com um cortador próprio de pastel, ou pressione com um garfo

4. Em seguida é só fritar ou congelar seus pastéis

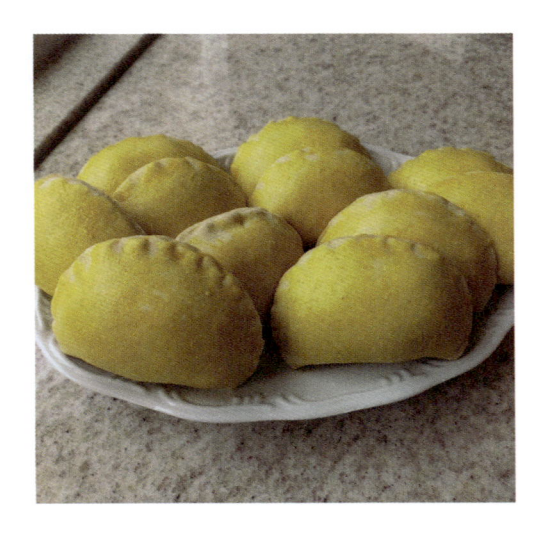

PASTELÃO ASSADO

Rendimento: 15 unidades

Ingredientes - Fermento hidratado

- 5 g fermento biológico seco instantâneo
- 50 ml água morna

Ingredientes secos e molhados

- 200 g farinha de arroz
- 80 g farinha de aveia
- 70 g polvilho doce
- 90 g amido de milho
- 6 g goma xantana
- 7 g fermento químico em pó
- 5 g sal
- 10 g açúcar
- 1 ovo
- 30 ml azeite ou óleo
- 200 ml água ou até dar ponto
- gema batida para pincelar

Tamanho do cortador (redondo): aro 10 cm de diâmetro

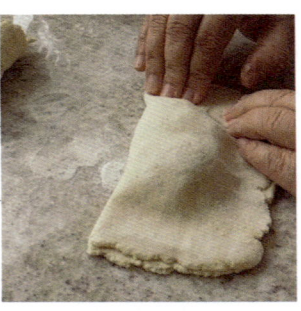

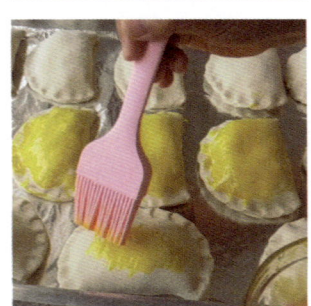

Ingredientes - Recheio (sugestões)

- frango desfiado, refogado e temperado a gosto (engrossado com amido de milho)
- frango desfiado, refogado e temperado a gosto (com requeijão cremoso)

MODO DE PREPARO

1. Fermento hidratado: em um recipiente, misture na água morna o fermento biológico seco instantâneo (deixe agir por cerca de 5 a 10 minutos)
2. Em uma bacia misture todos os ingredientes secos. Adicione o ovo com o fermento biológico hidratado, o azeite e a água aos poucos, misturando tudo até dar ponto
3. Sove e trabalhe a massa com farinha de arroz. Cubra e deixe descansar por 5 minutos
4. Abra a massa e use o recheio de sua preferência. Feche a massa com um cortador redondo e faça pregas nas bordas com a ponta dos dedos
5. Pincele com gema batida e asse em forno preaquecido a 200°C por 30 minutos

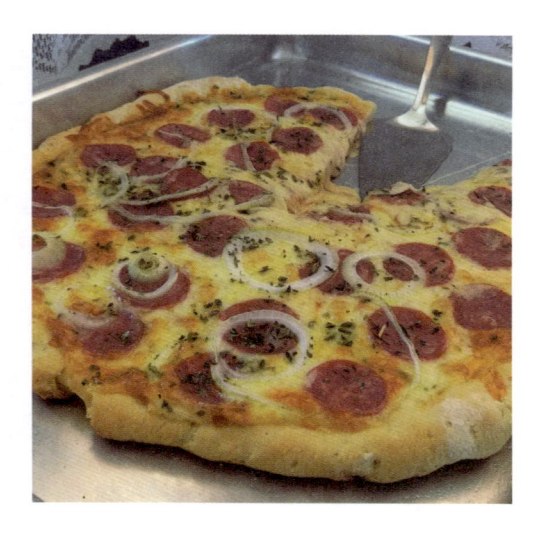

PIZZA

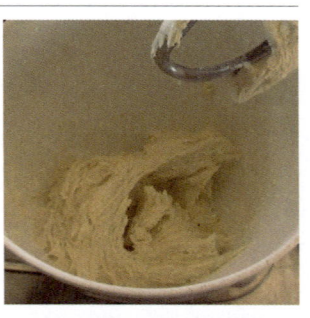

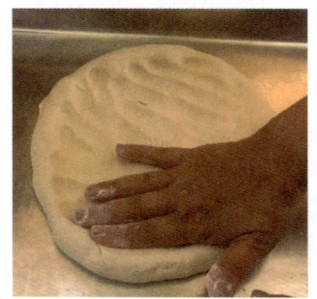

Ingredientes - Massa

- 200 g farinha de arroz
- 90 g polvilho doce
- 50 g amido de milho
- 30 g açúcar
- 5 g goma xantana
- 7 g fermento químico em pó
- 10 g fermento biológico seco instantâneo
- 1 colher chá de sal
- 1 ovo
- 250 ml água em temperatura ambiente ou morna
- 30 ml azeite ou óleo

Ingredientes - Recheio (sugestão)

- molho de tomate
- queijo muçarela
- rodelas de calabresa
- rodelas de cebola
- orégano

Tamanho da pizza: 35 cm de diâmetro

MODO DE PREPARO

1. Em uma batedeira com gancho ou bacia misture todos os ingredientes secos. Adicione o ovo e a água em temperatura ambiente, ou morna, aos poucos
2. Adicione o azeite e bata bem por cerca de 3 a 5 minutos até dar ponto
3. Trabalhe a massa com farinha de arroz para não grudar nas mãos, em seguida transfira e abra essa massa em uma forma untada com azeite ou óleo
4. Cubra para crescer por aproximadamente 15 minutos. Depois, passe o molho de tomate e acrescente o recheio de sua preferência
5. Asse em forno preaquecido a 230°C por 20 minutos

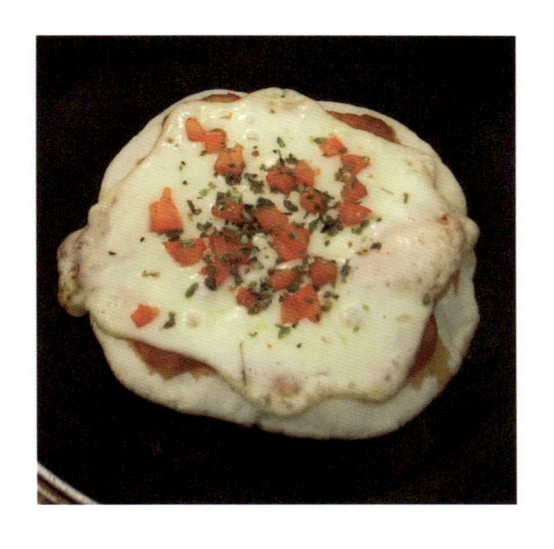

PIZZA BROTINHO

Rendimento: 8 unidades

(tamanho 15 cm de diâmetro)

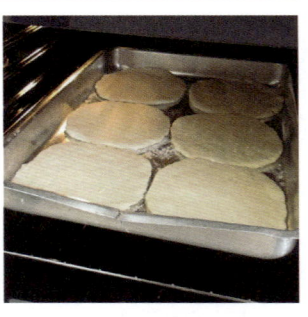

Ingredientes - Massa

- 200 g farinha de arroz
- 90 g polvilho doce
- 50 g amido de milho
- 30 g fécula de batata
- 30 g açúcar
- 10 g fermento biológico seco instantâneo
- 5 g goma xantana
- 7 g fermento químico em pó
- 1 colher chá rasa de sal
- 1 ovo
- 270 ml água em temperatura ambiente ou morna
- 30 ml azeite ou óleo

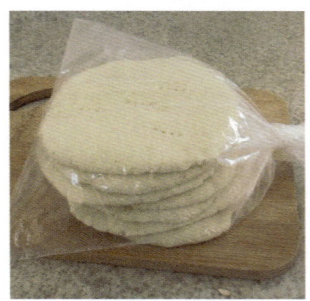

Ingredientes - Recheio (sugestão)

- molho de tomate
- queijo muçarela
- tomate picado
- sal e orégano

MODO DE PREPARO

1. Em uma batedeira com gancho ou bacia misture todos os ingredientes secos. Adicione o ovo e a água em temperatura ambiente, ou morna, aos poucos
2. Adicione o azeite e bata bem por cerca de 3 a 5 minutos até dar ponto
3. Trabalhe a massa com farinha de arroz para não grudar nas mãos e em seguida abra cada pizza com o auxílio de um rolo
4. Transfira as massas para uma forma enfarinhada e deixe crescer por aproximadamente 30 minutos ou até quase dobrar de tamanho
5. Faça furos na massa e pré-asse em forno preaquecido a 200°C por 10 minutos
6. Depois é só rechear a gosto e fazer na frigideira ou no forno. As massas pré-assadas podem ser congeladas

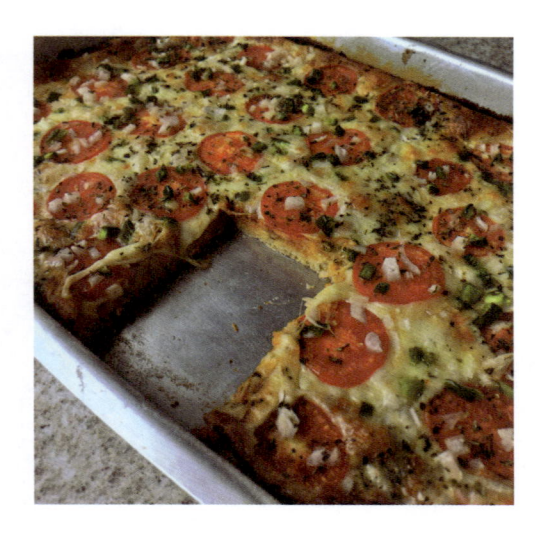

PIZZA PRÁTICA

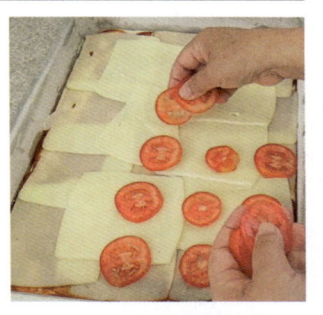

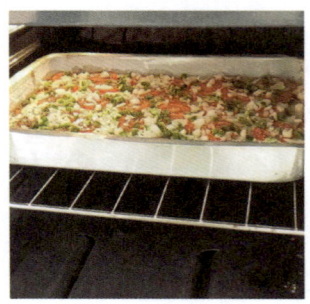

Ingredientes - Massa

- 180 g farinha de arroz
- 80 g polvilho doce
- 80 g amido de milho
- 10 g farinha de linhaça dourada
- 10 g açúcar
- 5 g goma xantana
- 7 g fermento químico em pó
- 10 g fermento biológico seco instantâneo
- 1 colher chá rasa de sal
- 1 ovo
- 400 ml água morna
- 50 ml azeite ou óleo

Ingredientes - Recheio (sugestão)

- molho de tomate
- fatias de queijo muçarela
- tomates cortados em rodelas finas
- cebola picada
- pimentão verde picado
- orégano

Tamanho da forma: 39 cm de comprimento x 28 cm de largura

MODO DE PREPARO

1. Em uma batedeira com gancho ou bacia misture todos os ingredientes secos. Adicione o ovo e a água morna aos poucos
2. Adicione o azeite e bata bem por cerca de 3 a 5 minutos até dar ponto
3. Em uma forma untada e enfarinhada, despeje a massa e espalhe com o auxílio de uma colher molhada na água
4. Cubra a massa para crescer por aproximadamente 30 minutos, ou até mais ou menos dobrar de tamanho. Depois, passe o molho de tomate e acrescente o recheio de sua preferência
5. Asse em forno preaquecido a 200°C por 35 minutos

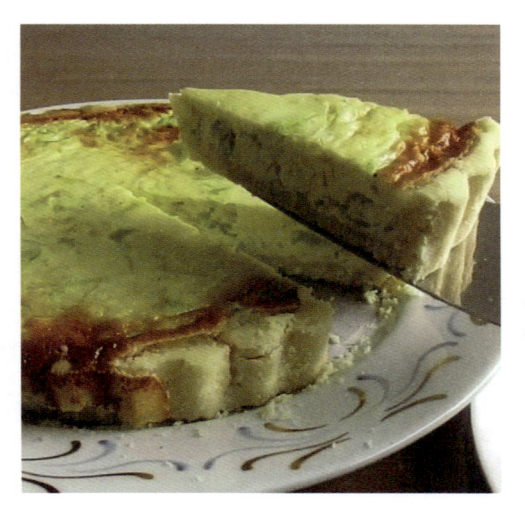

QUICHE DE ALHO PORÓ

Ingredientes - Massa

- 250 g farinha de arroz
- 1 colher chá de sal
- 150 g margarina ou manteiga gelada
- 25 a 40 ml água gelada ou até dar ponto

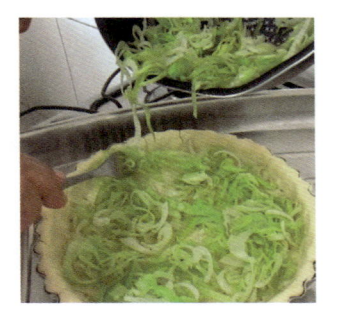

Ingredientes - Creme

- 3 ovos
- sal e pimenta do reino a gosto
- 400 g creme de leite

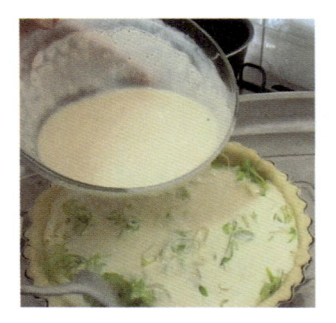

Ingredientes - Recheio

- alho poró refogado e temperado a gosto
- queijo parmesão (opcional)

Tamanho da forma (redonda com fundo removível): 21 cm de diâmetro

MODO DE PREPARO

1. Em uma bacia faça a mistura dos ingredientes secos e em seguida acrescente a margarina gelada
2. Adicione a água gelada aos poucos, misturando tudo até dar ponto
3. Transfira e abra a massa em uma forma redonda com fundo removível. Faça furos na base da massa com garfo e pré-asse em forno preaquecido a 200°C por 20 minutos
4. Creme: em um recipiente bata os ovos com o sal, a pimenta do reino e o creme de leite
5. Adicione o recheio de alho poró refogado e temperado a gosto na massa pré-assada e finalize com o creme e o queijo parmesão
6. Asse em forno preaquecido a 200°C por 35 minutos
7. Depois de assado espere esfriar um pouco antes de desenformar

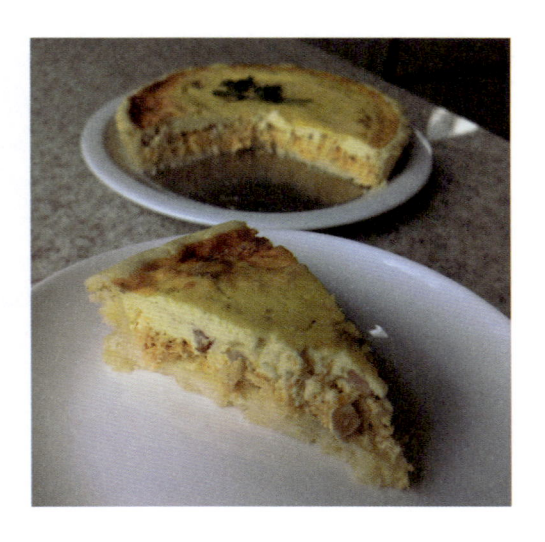

QUICHE DE FRANGO

Ingredientes - Massa

- 250 g farinha de arroz
- 50 g polvilho doce
- 1 colher chá rasa de sal
- 150 g margarina ou manteiga gelada
- 40 ml água gelada ou até dar ponto

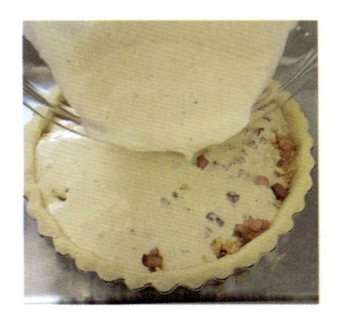

Ingredientes - Creme

- 3 ovos
- sal, pimenta do reino e salsinha desidratada a gosto
- 400 g creme de leite

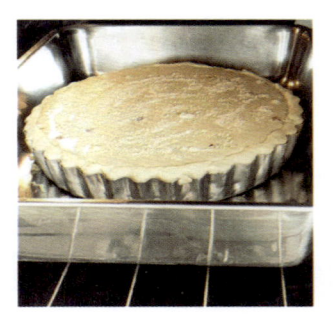

Ingredientes - Recheio

- frango desfiado refogado e temperado a gosto
- bacon picado e frito na frigideira (sem óleo)
- queijo parmesão ralado

Tamanho da forma redonda com fundo removível: 23 cm de diâmetro

MODO DE PREPARO

1. Em uma bacia faça a mistura dos ingredientes secos e em seguida acrescente a margarina gelada
2. Adicione a água gelada aos poucos, misturando tudo até dar ponto
3. Transfira e abra a massa em uma forma redonda com fundo removível. Faça furos na base da massa com garfo e pré-asse em forno preaquecido a 200°C por 20 minutos
4. Creme: em um recipiente bata os ovos com o sal, a pimenta do reino, a salsinha desidratada e o creme de leite
5. Adicione o recheio de frango temperado a gosto e o bacon frito (tire o excesso de óleo) na massa pré-assada e finalize com o creme e o queijo parmesão
6. Asse em forno preaquecido a 200°C por cerca de 35 a 40 minutos
7. Depois de assado espere esfriar um pouco antes de desenformar

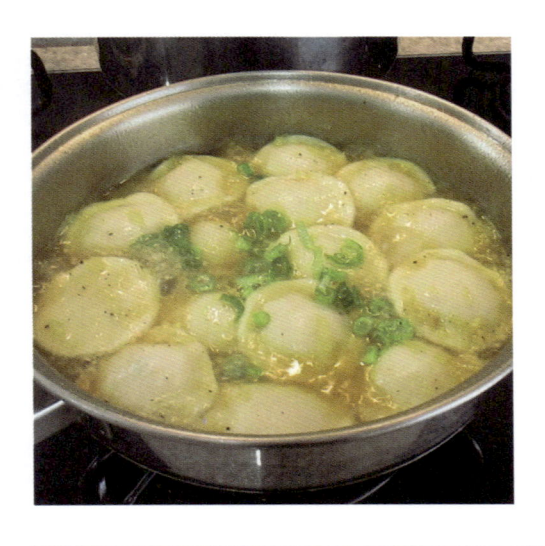

RAVIOLI

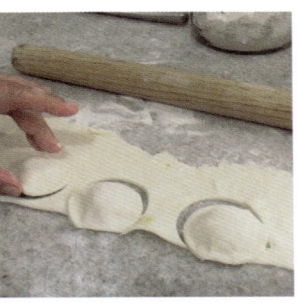

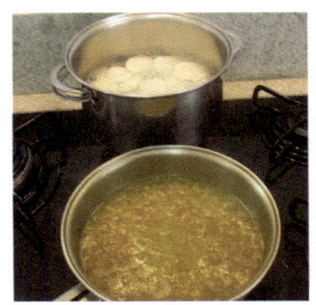

Ingredientes - Massa

- 110 g farinha de arroz
- 80 g polvilho doce
- 30 g fécula de batata
- 4 g goma xantana
- 1/2 colher chá de sal
- 1 ovo
- 20 ml óleo ou azeite
- 100 ml água ou até dar ponto

Tamanho do cortador redondo: aro 5 cm de diâmetro

Ingredientes - Recheio (sugestão)

- frango desfiado e refogado com temperos a gosto

Ingredientes - Caldo

- cebola e alho refogado no azeite com tempero a gosto (sal, pimenta do reino, açafrão)
- água
- cebolinha picada

MODO DE PREPARO

1. Em uma bacia faça a mistura dos ingredientes secos e adicione o ovo e o óleo. Acrescente água aos poucos, misturando tudo até dar ponto
2. Sove bem e abra a massa bem fininha utilizando polvilho doce ou farinha de arroz para não grudar no rolo ou no cilindro. Recheie os raviólis com o recheio de sua preferência
3. Lembre de passar água nas bordas para a massa grudar e aperte em volta de cada ravioli para tirar todo o ar de dentro e não abrir no cozimento. Depois é só cortar com o cortador redondo
4. Refogue a cebola e o alho no azeite com tempero a gosto. Adicione água e espere ferver
5. Cozinhe os raviólis em água fervente com sal por cerca de 2 a 3 minutos e em seguida adicione no caldo quente. Finalize com cebolinha picada

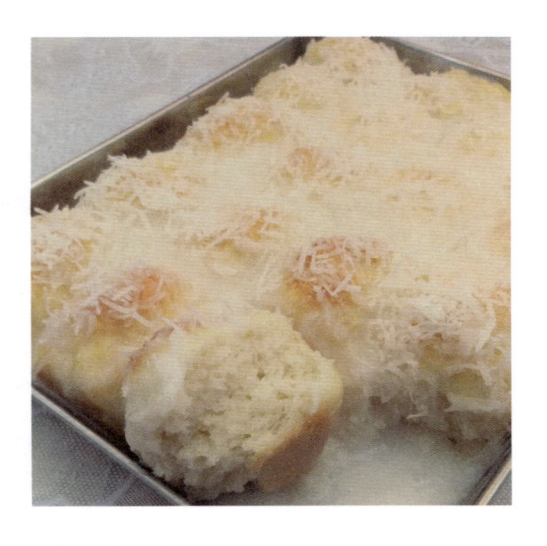

ROSCA DE COCO

Ingredientes - Massa

- 150 g farinha de arroz
- 100 g fécula de batata
- 30 g amido de milho
- 60 g polvilho doce
- 5 g goma xantana
- 7 g fermento químico em pó
- 10 g fermento biológico seco instantâneo
- 30 g açúcar
- 1/2 colher chá de sal
- 1 ovo
- 200 ml leite de coco (1 garrafinha)
- 100 ml água em temperatura ambiente ou morna
- 50 ml óleo ou azeite
- ovo batido para pincelar

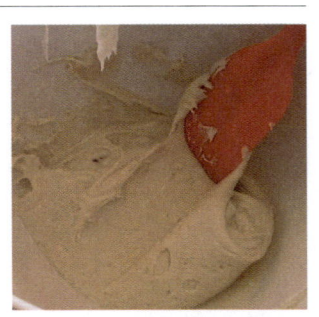

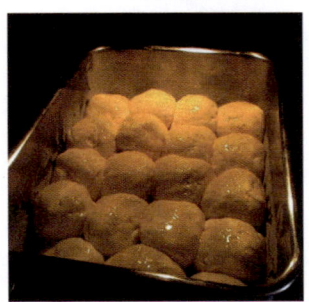

Ingredientes - Calda e decoração

- 200 ml leite de coco (1 garrafinha)
- 3 colheres sopa de açúcar ou a gosto
- coco ralado grosso para decorar

Tamanho da forma: 25 cm de comprimento x 17 cm de largura

MODO DE PREPARO

1. Em uma batedeira com gancho ou bacia misture todos os ingredientes secos. Adicione o ovo, o leite de coco e a água em temperatura ambiente, ou morna, aos poucos
2. Adicione o óleo e bata bem por cerca de 3 a 5 minutos até dar ponto
3. Modele as bolinhas de massa (aproximadamente 1 colher sopa cheia) alisando com água para não grudar nas mãos e encaixe uma ao lado da outra em uma forma untada e enfarinhada
4. Cubra a massa para crescer por aproximadamente 30 minutos. Pincele com ovo batido
5. Asse em forno preaquecido a 200°C por 35 minutos
6. Calda: aqueça o leite de coco no fogo até derreter o açúcar e espere esfriar. Em seguida, derrame essa calda em cima dos pãezinhos e finalize com coco ralado grosso

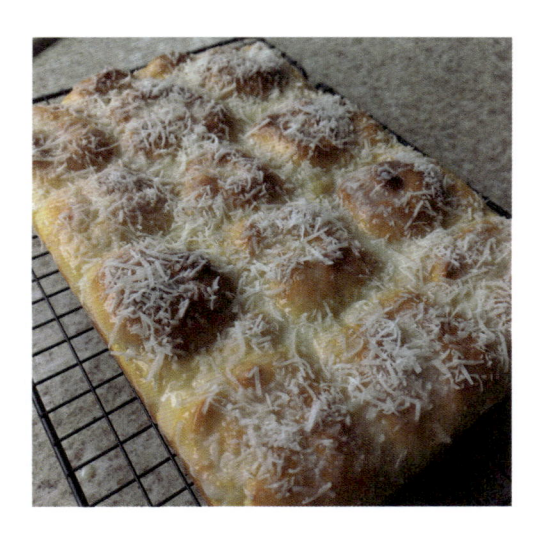

ROSCA DE COCO COM BATATA DOCE

Ingredientes - Massa

- 200 g farinha de arroz
- 90 g polvilho doce
- 80 g amido de milho
- 10 g fermento biológico seco instantâneo
- 5 g goma xantana
- 7 g fermento químico em pó
- 2 g sal
- 100 g mel
- 80 g margarina ou manteiga em temperatura ambiente

  No liquidificador

- 80 g batata doce crua picada
- 1 ovo
- 250 ml leite morno

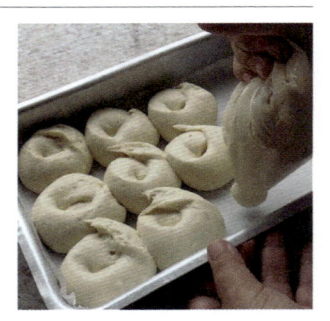

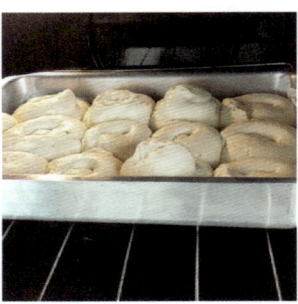

Ingredientes - Cobertura

- leite condensado
- coco ralado grosso

  Medidas da forma: 27 cm de comprimento x 18 cm de largura x 5 cm de altura

MODO DE PREPARO

1. Em uma batedeira com gancho ou bacia misture todos os ingredientes secos
2. No liquidificador: bata a batata doce crua picada com o ovo e o leite morno. Depois adicione aos poucos à mistura dos secos com o mel e a margarina em temperatura ambiente
3. Bata bem por cerca de 3 a 5 minutos até dar ponto
4. Coloque a massa em um saco plástico resistente e corte a ponta. Faça espirais um do lado do outro em uma forma untada e enfarinhada, ou forrada com papel manteiga. Se preferir pode fazer bolinhas de massa
5. Cubra a massa para crescer por aproximadamente 20 minutos
6. Asse em forno preaquecido entre 180°C e 200°C por 35 minutos
7. Passe leite condensado em cima do pão ainda quente. Finalize com coco ralado grosso

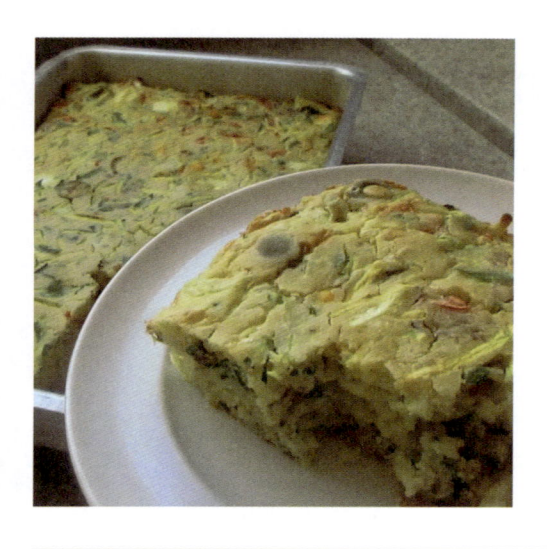

TORTA SALGADA

Ingredientes - Massa

- 3 ovos
- sal e pimenta do reino a gosto
- 300 ml leite
- 250 g farinha de arroz
- 50 g polvilho doce
- 50 g amido de milho
- 50 ml azeite ou óleo
- 1 colher sopa rasa de fermento químico em pó

Ingredientes - Recheio (sugestão)

- cebola picada
- azeitonas
- salsinha picada
- tomate picado
- abobrinha ralada
- queijo muçarela ralado
- 1 lata de sardinha enlatada
- 3 ovos cozidos picados em tamanho grande

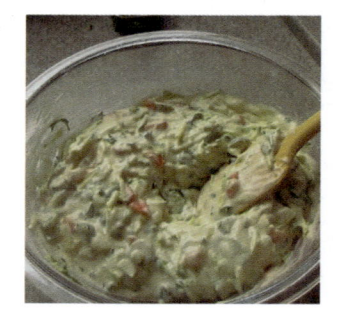

Tamanho da forma: 30 cm de comprimento x 22 cm de largura

MODO DE PREPARO

1. Em uma bacia bata os ovos com o sal e a pimenta do reino a gosto. Adicione o leite e misture

2. Em seguida, acrescente os ingredientes secos misturando tudo para depois incorporar o azeite

3. Por fim, adicione o fermento químico em pó e misture. Em seguida acrescente o recheio de sua preferência

4. Despeje a massa em uma forma untada e enfarinhada

5. Asse em forno preaquecido a 200°C por 40 minutos

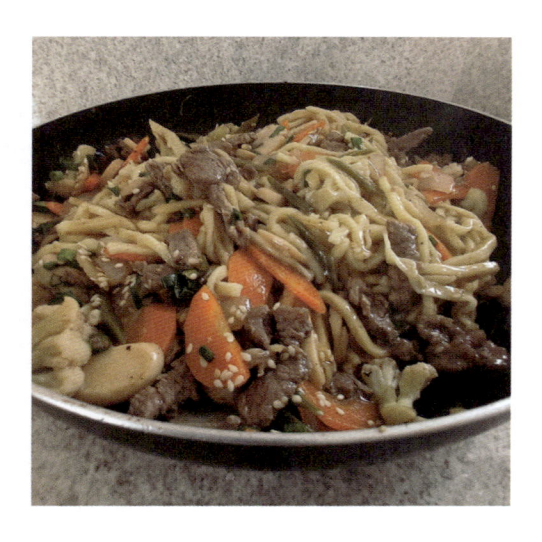

YAKISOBA

Ingredientes - Massa do macarrão

- 120 g farinha de arroz
- 60 g polvilho doce
- 35 g fécula de batata
- 3 g goma xantana
- 1/2 colher chá de sal
- 1 ovo caipira
- 1 gema passada na peneira e sem a película
- 20 ml azeite ou óleo
- 100 ml água ou até dar ponto

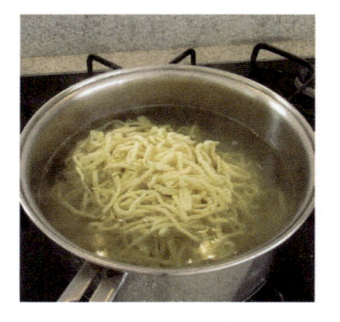

Ingredientes - Molho e recheio

- manteiga e azeite
- carne de sua preferência
- alho e legumes cortados (cebola, cenoura, couve-flor, vagem)
- cogumelo champignon
- 2 colheres chá de hondashi (tempero a base de peixe)
- gengibre picado

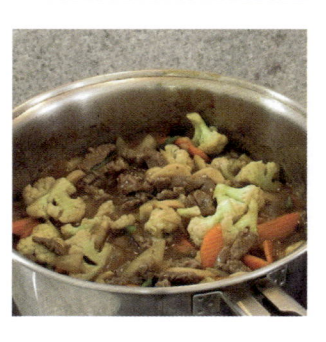

- 50 ml shoyu
- um pouco de vinagre branco
- 300 ml água + 2 colheres sopa de amido de milho
- 1 colher chá rasa de sal
- óleo de gergelim torrado
- cebolinha picada
- gergelim branco

MODO DE PREPARO

1. Em uma bacia faça a mistura dos secos e acrescente o ovo caipira + a gema peneirada sem a película, o azeite e a água aos poucos, misturando tudo até dar ponto

2. Sove bem, trabalhando a massa com polvilho doce ou farinha de arroz para não grudar nas mãos

3. Abra a massa e corte o macarrão para yakisoba. Cozinhe em água fervente com sal por 2 minutos, em seguida escorra passando na água fria

4. Refogue a carne na manteiga + o azeite e acrescente o alho. Adicione os legumes cortados, o cogumelo champignon e tempere com hondashi (tempero a base de peixe), gengibre picado, shoyu, vinagre, a mistura da água com o amido de milho, sal e finalize com óleo de gergelim torrado

5. Em uma frigideira grande coloque um pouco de manteiga e o macarrão já cozido para tostar. Desligue o fogo e despeje o molho. Finalize com óleo de gergelim torrado, cebolinha picada e gergelim branco

SOBRE A AUTORA

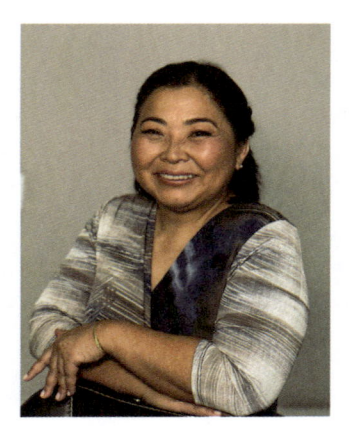

Marta Midori Yoshida (Paraná, 1971), formada em Técnico em Contabilidade e criadora do canal "Marta Midori gluten free", no YouTube, desde muito jovem já se interessava pelo universo culinário, tanto que anos mais tarde começou a trabalhar com encomendas de bolos, salgadinhos e doces para festas e eventos, até que abriu sua própria confeitaria onde preparava delícias feitas com farinha de trigo no modo convencional. Com o passar do tempo, alguns desconfortos físicos começaram a surgir, tornando-se cada vez mais frequentes, derivados de uma rotina corrida e desgastante, mas que fora agravada por hábitos e escolhas alimentares que incluíam principalmente o consumo diário do famoso "trigo". Após a descoberta, iniciou-se uma corrida contra o tempo para desenvolver receitas sem glúten que fossem acessíveis e saborosas. Foi aí que o canal "Marta Midori gluten free" surgiu e foi crescendo aos poucos até finalmente evoluir para seu primeiro livro, um livro de receitas que reúne toda essa trajetória desafiadora que é a cozinha sem trigo.

Acesse o canal no YouTube!